健康ライブラリー　イラスト版

子どものアレルギーのすべてがわかる本 新版

国立病院機構相模原病院臨床研究センター長
海老澤元宏 監修

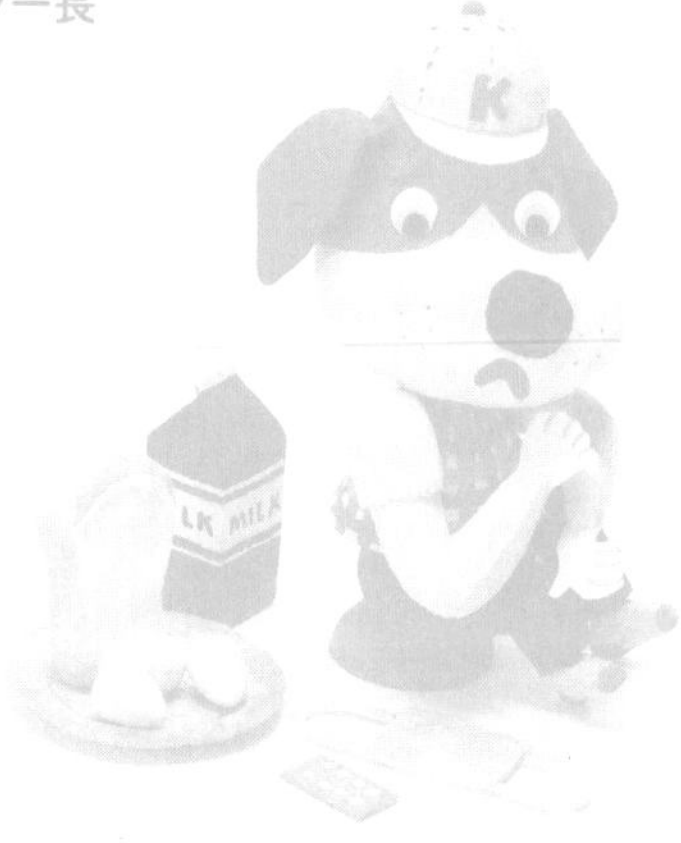

講談社

まえがき

生まれて間もなく湿疹が出て、かゆみを伴い慢性的に経過する子どもは、アトピー性皮膚炎、食物アレルギー、ぜんそく、鼻炎になりやすい傾向があります。ひとつよくなっても、どうしてまた別のアレルギーになるのか、そしていつまで続くのかと、親は心を痛めます。子どもになにを食べさせたらいいか、どんな行動を止めないといけないか、迷うこともたくさんあります。つい、インターネットの情報に頼りがちですが、なかには、医学的な根拠のない情報もあります。

たしかな発信者のサイトや、書籍などから、信頼できる情報を得ましょう。アレルギーとのつきあいは長丁場になるので、正しい知識とじっくり取り組む覚悟が必要です。

アレルギーを考えるうえでポイントになるのは、発育と年齢です。アトピー性皮膚炎は、小さい子と大きい子では、現れ方も対応法も違います。食物アレルギーでも、成長するにつれ、症状が出なくなり、食べられるものが増えていきます。発育と年齢を考えて病気をとらえなくてはなりません。

また、ぜひ意識してほしいのが、自己管理への移行です。子どもが幼いうちは、親が薬や通院、アレルゲンの除去などに気をくばりますが、徐々に本人ができるようにします。小学校の間に、自己管理できるようになることをめざしましょう。

アレルギーは、命にかかわるようなこともあります。なにを食べてはいけないか、どういう行動が症状の悪化につながるか、本人がわかっていることが、身を守ります。

信頼でき、長くつきあえる医師を探すことも大切です。できれば小児科をベースとしたアレルギーの専門医がよいでしょう。薬や自己管理、生活全般について指導を受け、自分たちでも勉強しましょう。本書がその一助になれば幸いです。

なお、本書は二〇〇九年に出版した『子どものアレルギーのすべてがわかる本』をもとに、最新の治療法などを加えた新版です。

国立病院機構相模原病院
臨床研究センター長
海老澤 元宏

【新版】子どものアレルギーのすべてがわかる本

もくじ

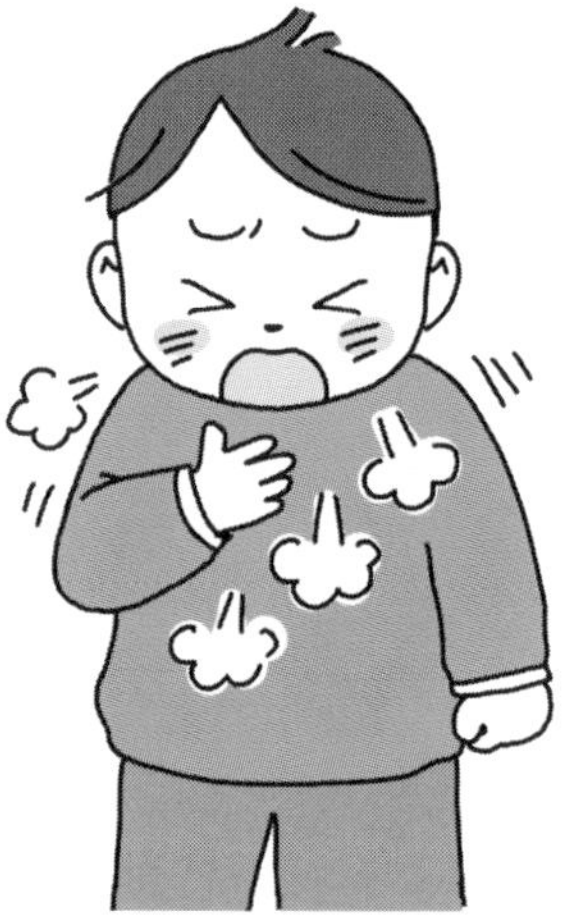

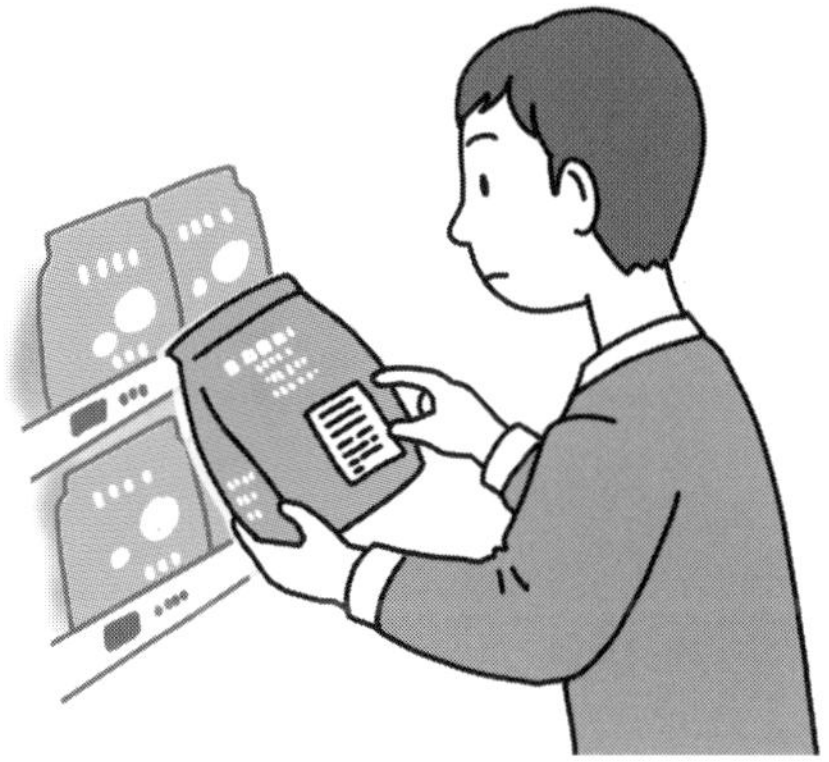

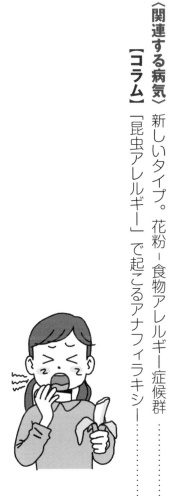

2 食物アレルギー　必要最小限の食物除去で発育を妨げない　33

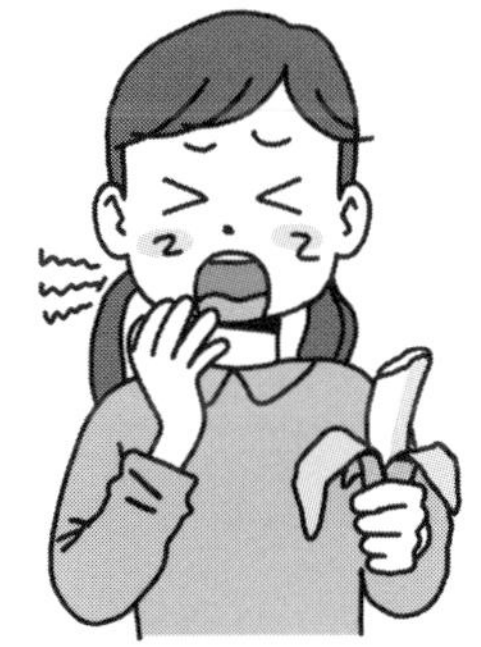

3 アトピー性皮膚炎　正しい治療で気長にコントロール ……51

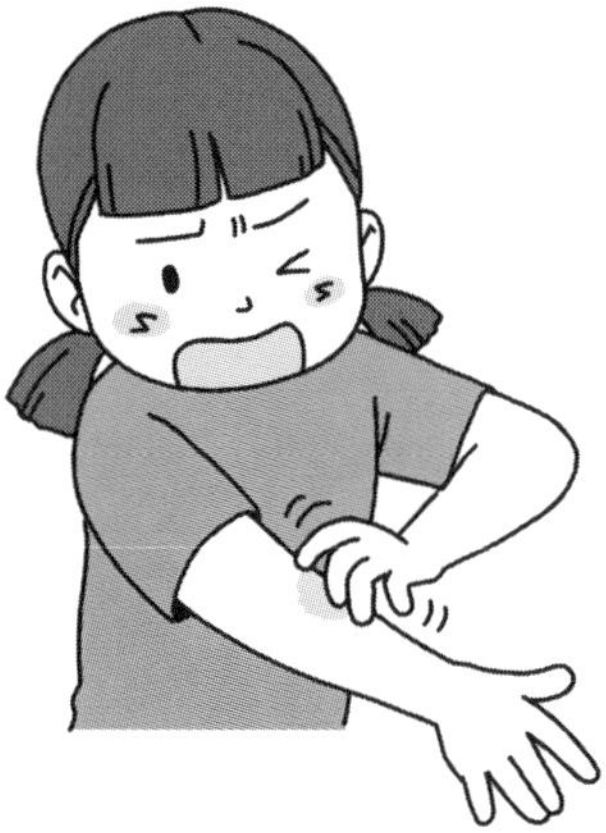

4 ぜんそく　上手に予防して発作を起こさせない ……71

5 アレルギー性鼻炎 舌下免疫療法で改善を期待

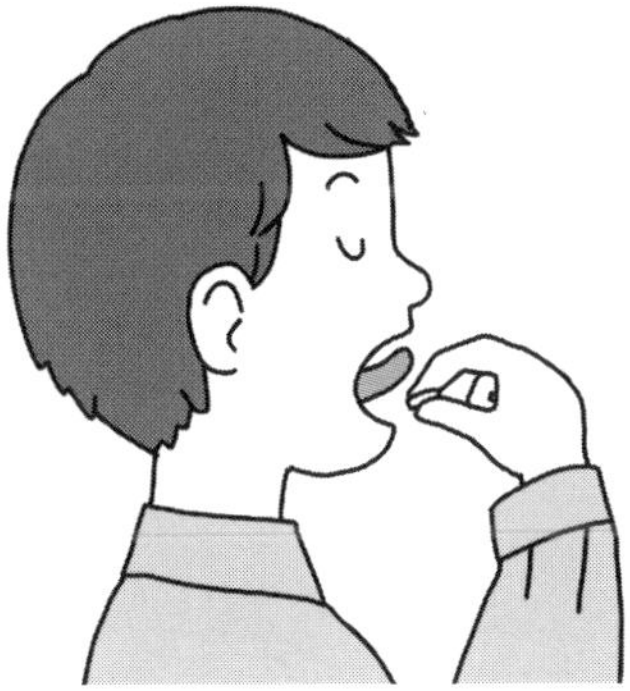

アレルギー対応チェックテスト

あなたのその対応策、間違っていませんか

子どもにアレルギー症状があると、親は手をつくして軽減しようと努めるでしょう。生活環境を改善したり、子どもの体調を気にしたり……。ところが、その心くばりが的はずれだったら、むしろ逆効果です。次の意見は合っていると思いますか。□に○か×を記入してみましょう。

1

フローリングにしたので、掃除機だけできれいになります

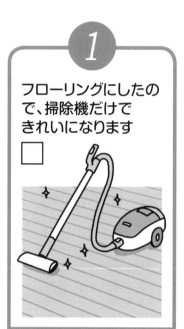

□

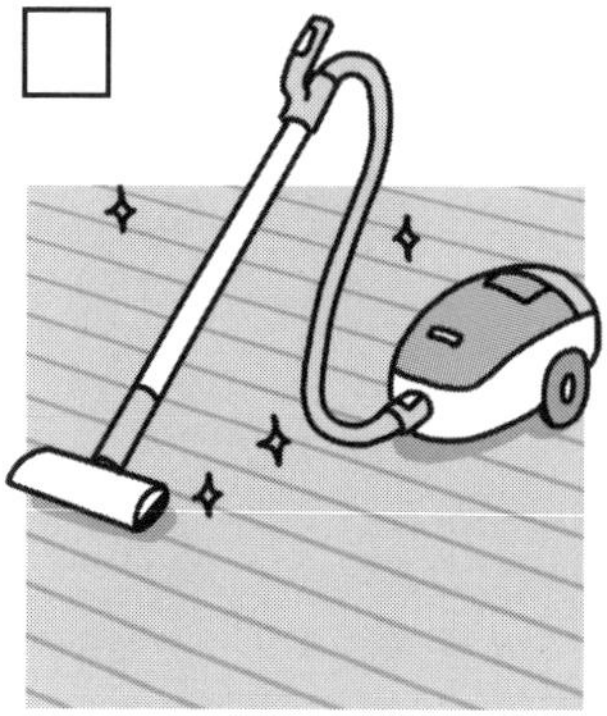

2

加湿器はダニを増やすので、使わないことにしました

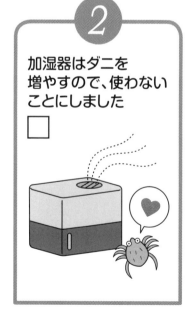

□

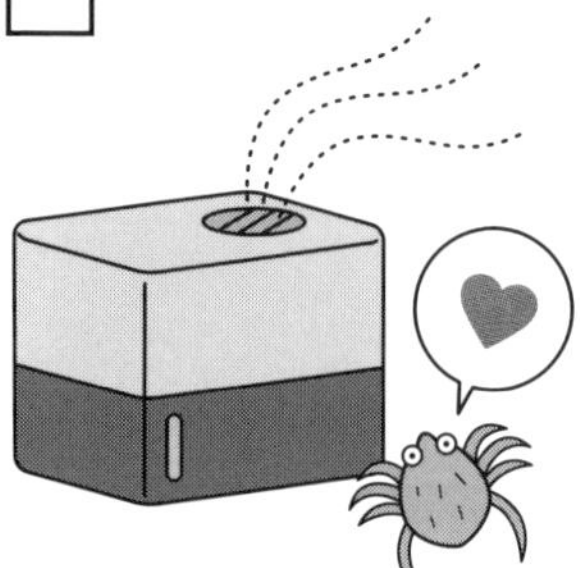

3

６ヵ月になったので、離乳食を始めようと思います

□

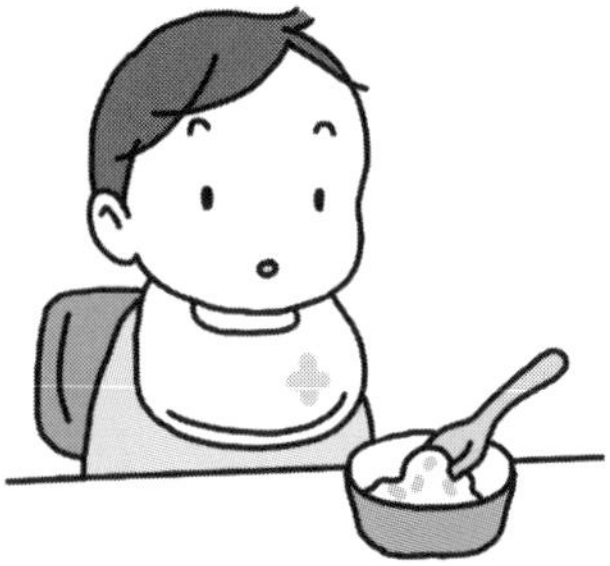

4

アトピー性皮膚炎の原因は、やはり食物です

□

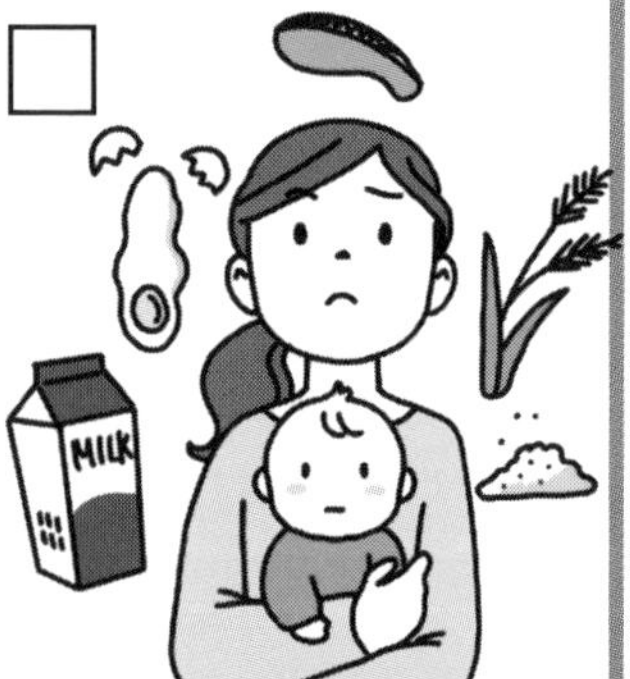

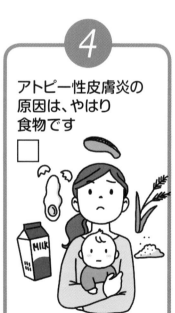

5

口の中が痛いと
いうけれど、リンゴを
食べさせたせい?

□

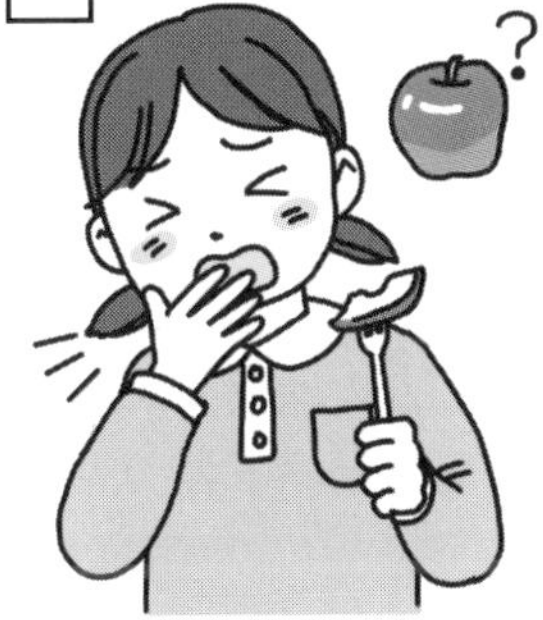

6

この子はアトピー性
皮膚炎があるので、
卵をやめてみようかな

□

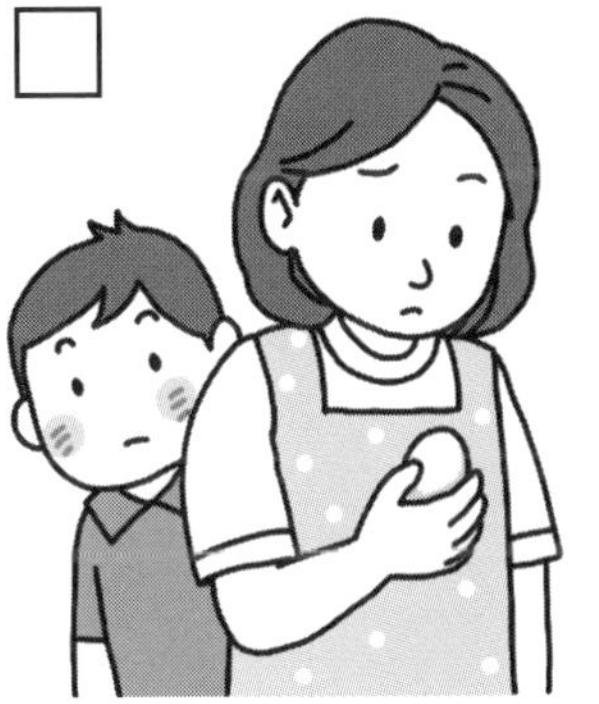

7

衣類は綿製にこだわり
ません。化繊にも
よいものがあるので

□

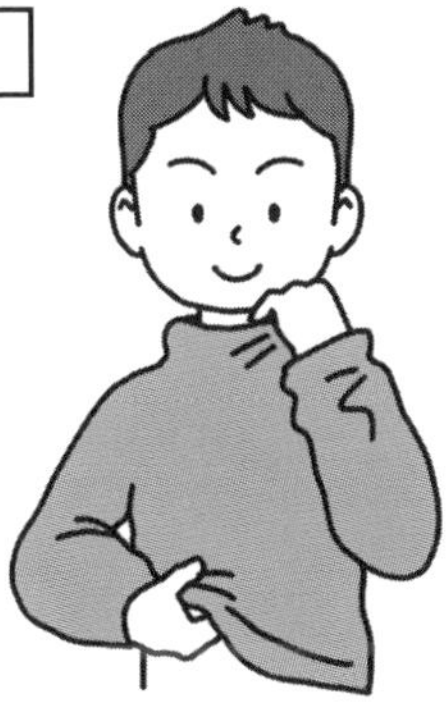

8

ぜんそくは発作が
おさまったら
薬をやめても大丈夫

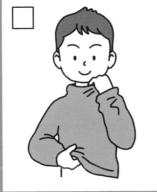

□

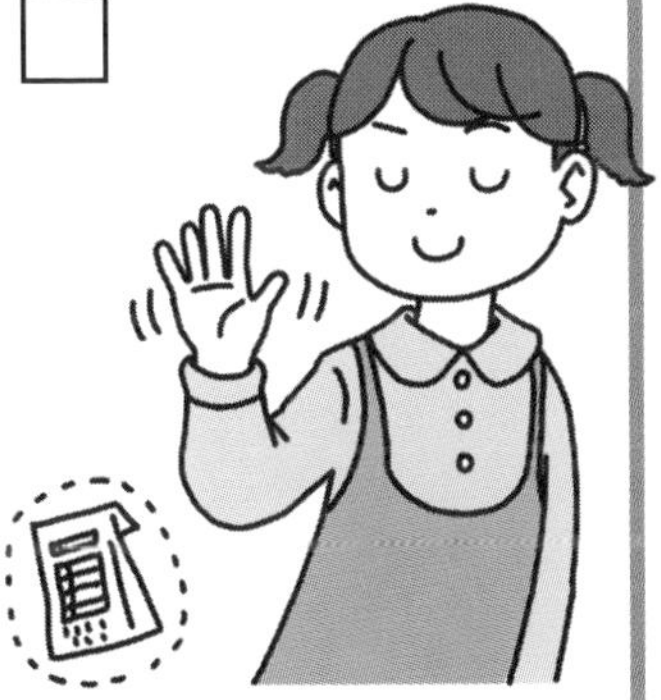

9

ぜんそくと言われ
ました。一生治らない
のかとショックです

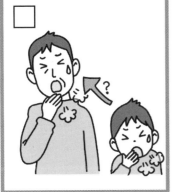

□

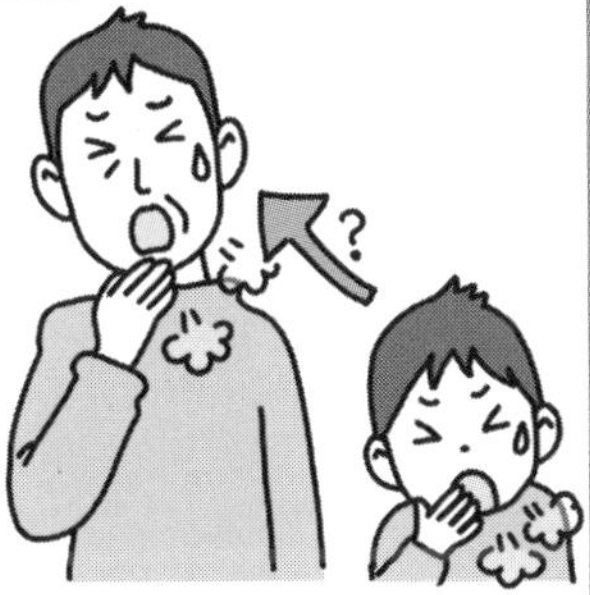

10

秋はずっとかぜぎみ。
これって
秋の花粉症?

□

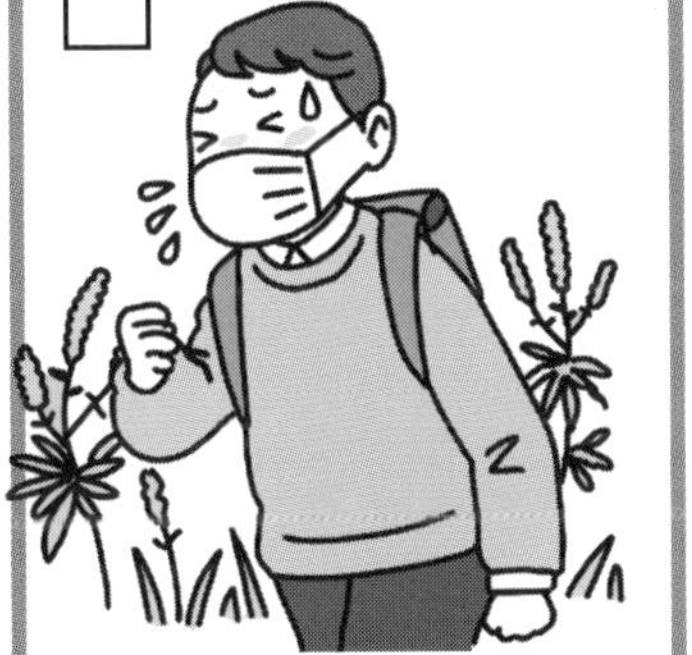

解答と解説は次のページへ

解答と解説

解答の○×は一般的なケースをもとにしているので、個々には例外があります。アレルギーはその子によって、症状や原因、対応策が違います。主治医とよく相談しましょう。また、主な参照ページを挙げました。関連の章もお読みください。

1 × フローリングはダニのすみかにはなりにくいのですが、積もったほこりが簡単に舞い上がります。掃除機はかけ方に注意し、ふき掃除も必要です。→P26

2 × ぜんそくやアトピー性皮膚炎に冬の乾燥はよくありません。加湿器は使用してかまいません。しかし、ダニやカビが発生しないよう、湿度は上げすぎないで。→P27

3 ○ 一般的には6ヵ月から徐々に始めてよいでしょう。ただし、皮膚がきれいな状態で、食物アレルギーの疑いがなければの話です。→2章

4 × 乳児のアトピー性皮膚炎と食物アレルギーが合併していることは多いとはいえ、食物だけが原因とはいえません。体質やダニなども原因になります。→P11、67

5 ○ 果物による口腔アレルギーでしょう。花粉症との関連もわかってきました。リンゴのほか、キウイやイチゴなどでも、口の中に症状が出ます。→P48

6 × きちんと検査をしたうえでないと、本当に卵アレルギーかどうかわかりません。親の思い込みで食物制限をすると、必要な栄養がとれなくなります。→P42

7 × 最近は化学繊維でもなめらかな肌触りの衣服があります。しかし、化繊そのものが肌への刺激になることがあります。綿100%の衣服をおすすめします。→P64

8 × 発作を楽にする薬のほかに、発作を予防する薬があります。発作予防の薬は、ある程度長期間使っていきます。ぜんそくは日ごろの管理が重要です。→P78

9 × ぜんそくは一生治らない病気ではありません。自然に治る子どももいるし、薬でコントロールすれば、発作が出ないまま過ごすことも可能です。→P22、81

10 ○ 花粉症は春だけでなく、秋にもブタクサなどがアレルゲンとなる花粉症があります。ただ、ダニが原因のアレルギーもあるので、検査を受けましょう。→P92

1

アレルギー
すべてに共通する原因と対応策

湿疹が出たり、せきやくしゃみがひどかったり……。
果物を食べると口がはれるのも、アレルギーといわれます。
こんなに症状が違うのに、
なぜ「アレルギー」とひとくくりにされるのでしょう。
まず、アレルギー全体に共通する知識を得たうえで、
じっくり取り組んでいきましょう。

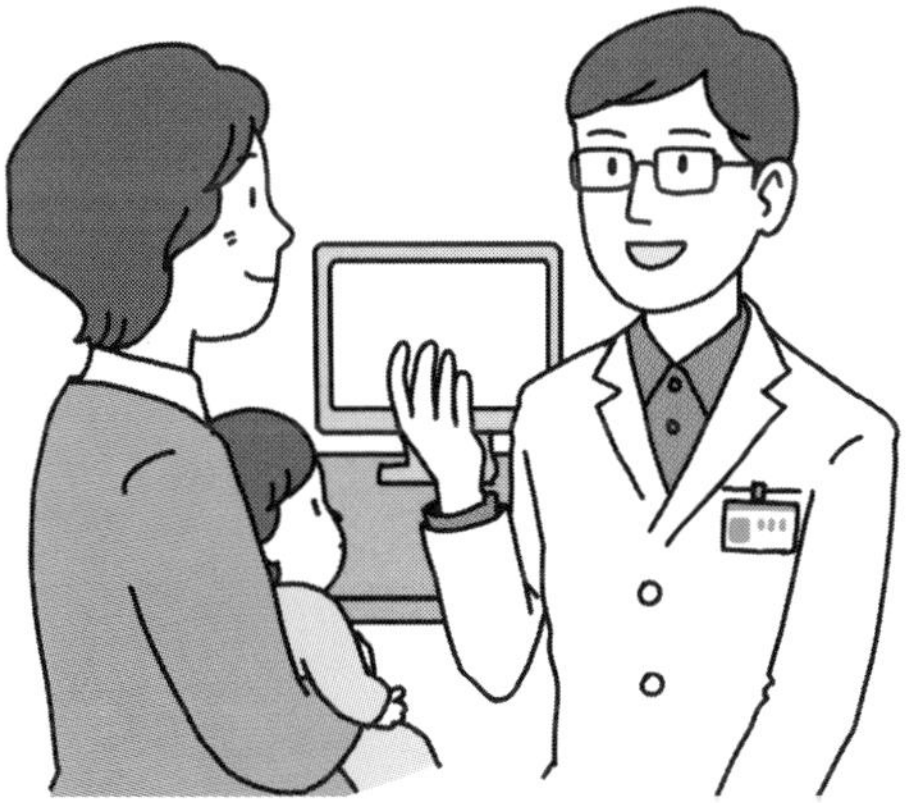

体が受け付けないものへの過剰な反応

アレルギー疾患といわれるものは、それぞれ症状が違うため、別々の病気と思われがちです。しかし根っこにあるのは、原因となる物質への過剰な反応。この反応のしかたが違うだけなのです。

主なアレルギー疾患

現れ方は違っても、これらはすべて原因物質へのアレルギー反応です。

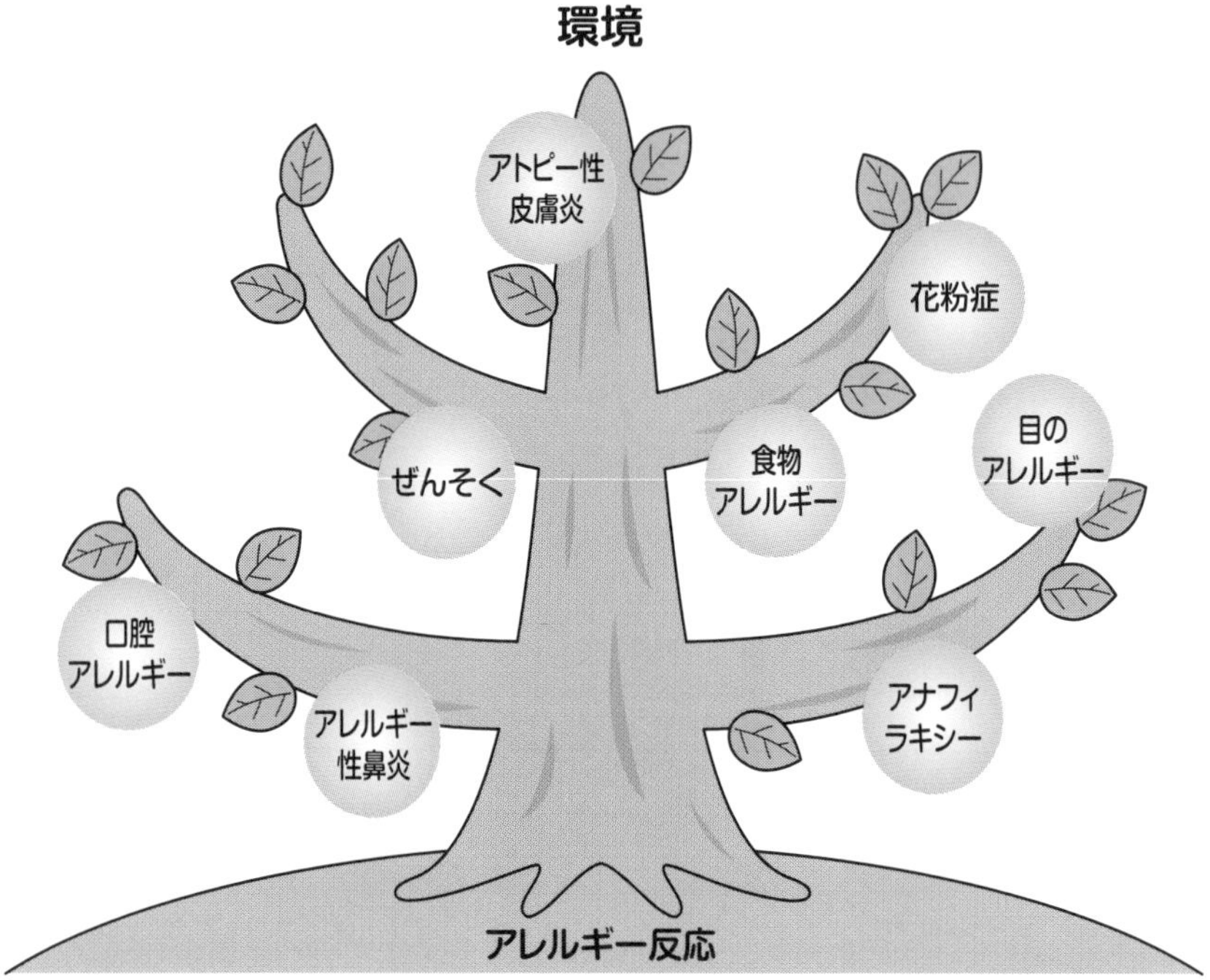

環境
アトピー性皮膚炎
花粉症
目のアレルギー
食物アレルギー
ぜんそく
口腔アレルギー
アレルギー性鼻炎
アナフィラキシー
アレルギー反応

体が受け付けないものがアレルゲンになる

アレルギーとは、本来人間の体を守るはずの免疫反応（→P14）が、逆に体の負担になるような反応を起こすことです。

アレルギー反応を引き起こす原因物質をアレルゲンといいます。食べ物がアレルゲンになっている場合は、皮膚症状や呼吸器・消化器症状が現れ、ダニや花粉など吸い込むアレルゲンは、呼吸器や鼻の症状として現れやすくなります。

代表的なアレルゲンがハウスダスト。家のほこりには大量のダニの死骸やフンがまじっています。

人によって体が受け付けないものは違い、アレルゲンをはっきり特定できない場合もあります。

アレルゲンの種類

　アレルゲンの種類は多様ですが、体内に取り込まれる経路によって分類できます。食べるか、吸い込むか、触れるかの３種類です。

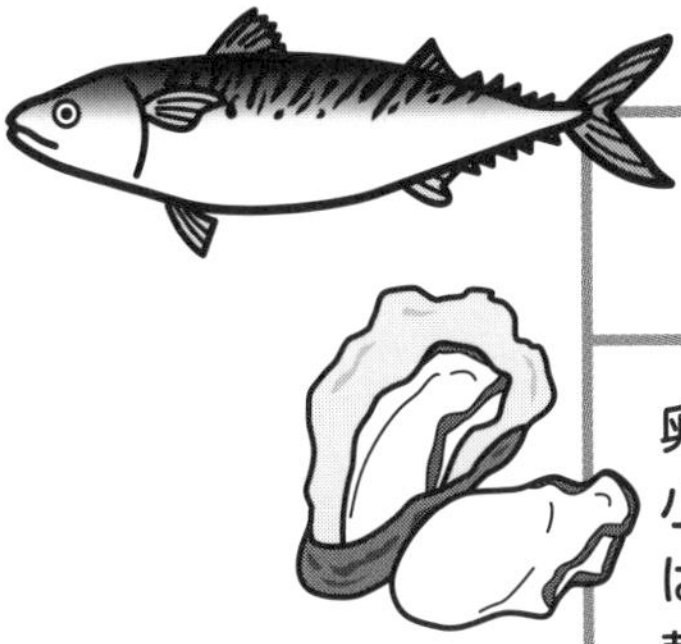

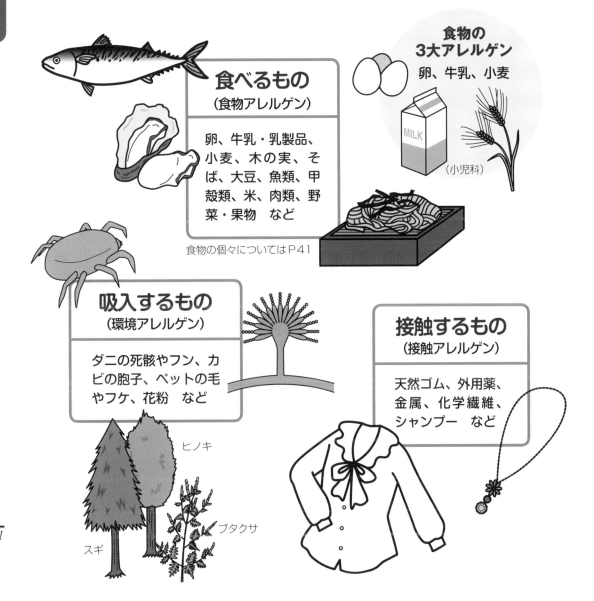

食べるもの
（食物アレルゲン）

卵、牛乳・乳製品、小麦、木の実、そば、大豆、魚類、甲殻類、米、肉類、野菜・果物　など

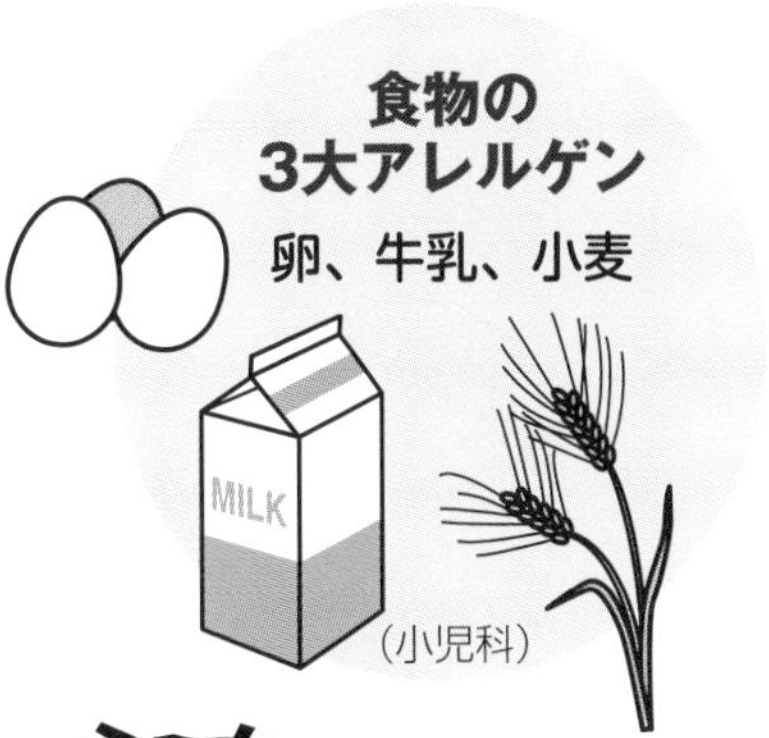
食物の
3大アレルゲン
卵、牛乳、小麦
MILK
（小児科）

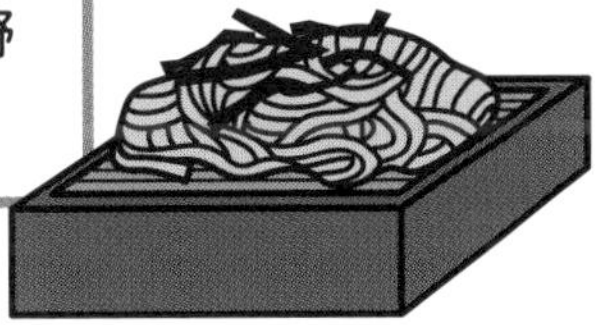

食物の個々についてはＰ41

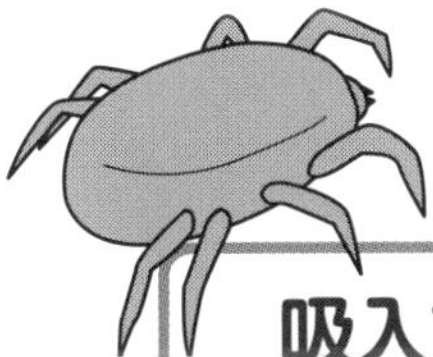

吸入するもの
（環境アレルゲン）

ダニの死骸やフン、カビの胞子、ペットの毛やフケ、花粉　など

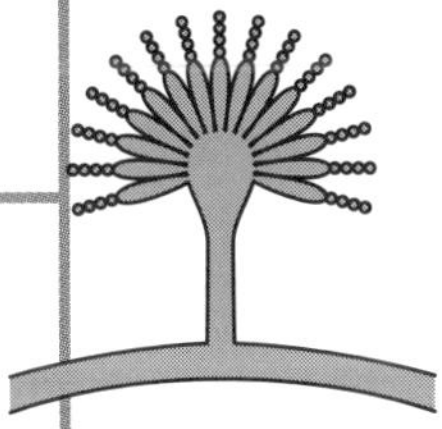

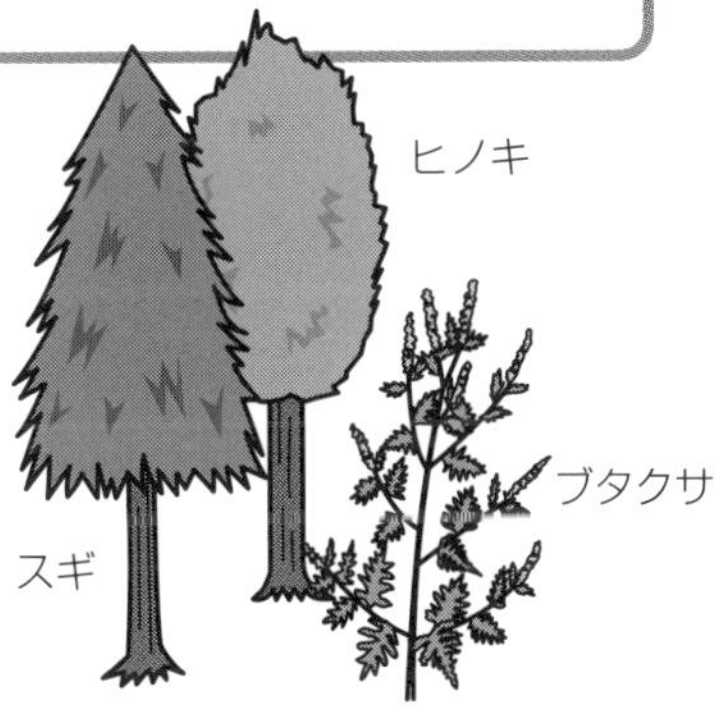

接触するもの
（接触アレルゲン）

天然ゴム、外用薬、金属、化学繊維、シャンプー　など

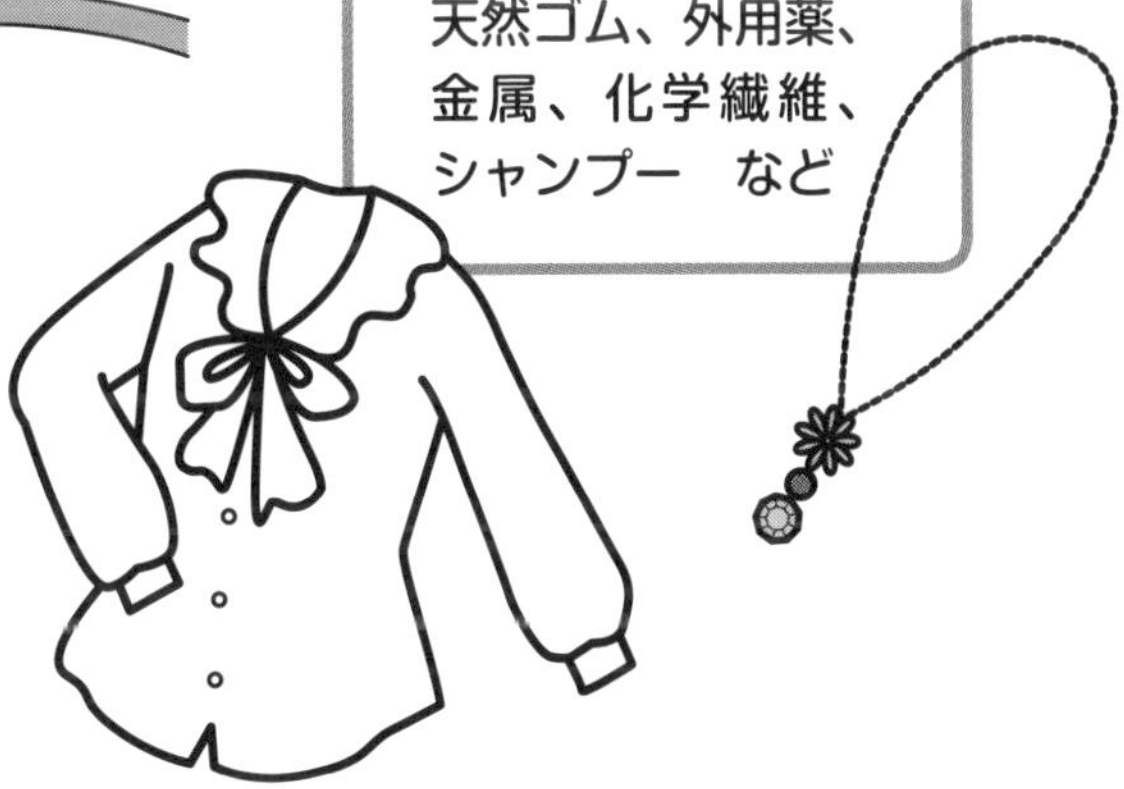

原因

体質と環境、バリア機能がもとにある

アレルギーの病気は増加しつづけています。急増する原因をアレルギー体質だけでは説明できません。環境の変化が背景にあり、異物から体を守るバリア機能の不全に関係していると考えられています。

体質

アレルギーを起こしやすい体質は、親から子へ遺伝します。親がアレルギーの病気がある場合、子の40～70%にアレルギーがみられると報告されています。

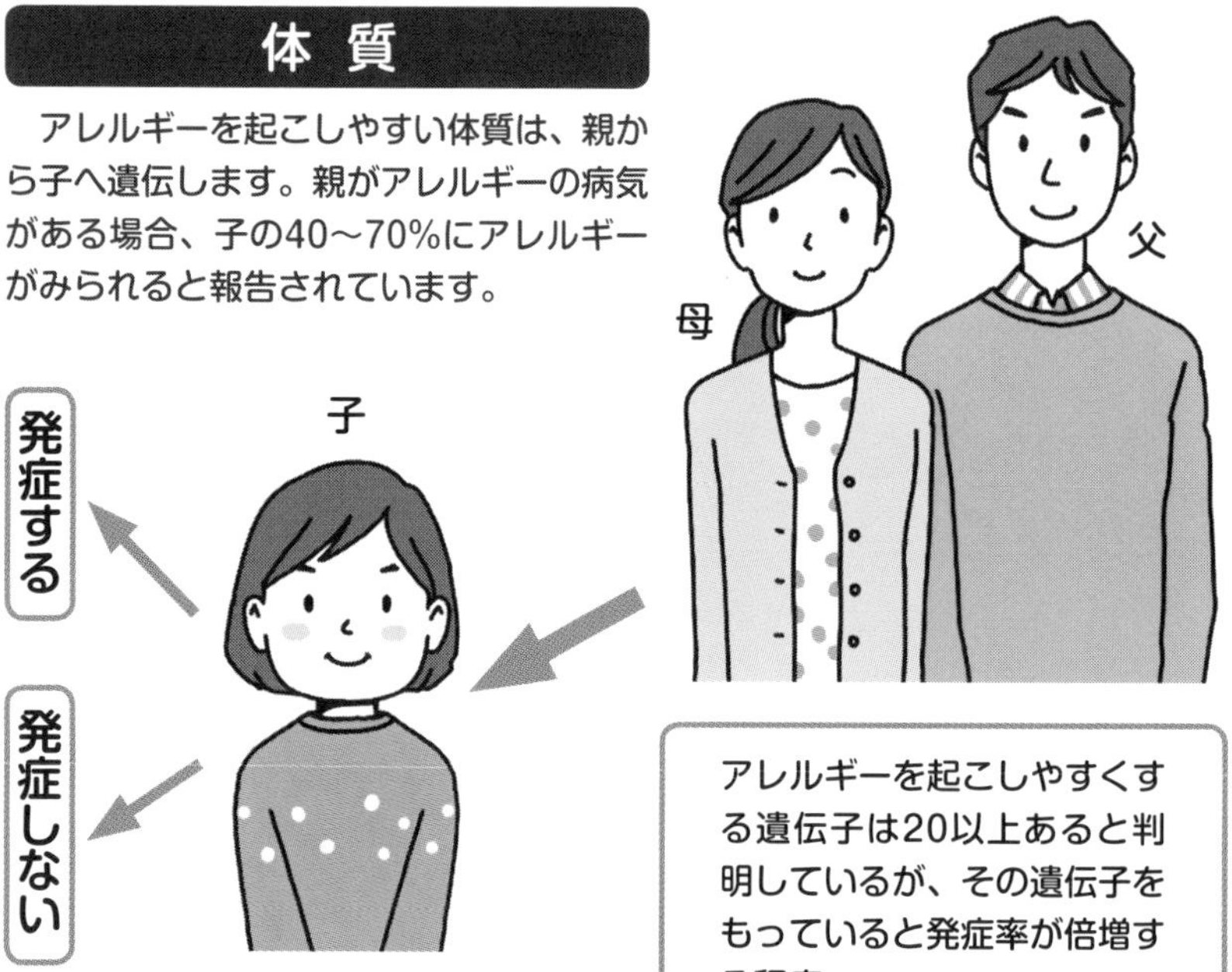

アレルギーを起こしやすくする遺伝子は20以上あると判明しているが、その遺伝子をもっていると発症率が倍増する程度

必ず病気になるという遺伝子はみつかっていない

アレルギー体質を受け継いでいても発症しない場合もある。遺伝情報がまったく同じ一卵性双生児が２人とも発症する確率は50～70%程度

体質だけが原因とはいえない

アレルギーには、反応を起こしやすい「アレルギー体質」があることは否めません。しかし、発症するかどうかは、体質だけでなく周囲の環境に大きく左右されます。また、体質そのものも環境の影響を受けています。

そこに、バリア機能が大きく関係しています。外界と接触する皮膚や粘膜は、有害なものの侵入を防ぐバリアとなっています。バリア機能が不十分だと感染症にかかりやすく、アレルギー反応が起こりやすくなります。

環境の変化はアレルゲンを増やすことにつながり、バリア機能の働きにも大きく影響しています。

環 境

　アレルギーの病気が増えつづけているこの50年ほどの間に、環境は大きく変わりました。花粉やダニなどのアレルゲンを増やすことにつながっています。

住居
気密性が高くなり、ダニやカビが繁殖しやすくなった

大気
排気ガスや黄砂、PM2.5など大気汚染が進んでいる

食事
ジャンクフード、食品添加物、カロリーのとりすぎなど

スギ
戦後、大量に植樹されたスギが生長し、花粉量が増大

バリア機能

　環境や異物から体を守るバリア機能の働きに問題があると、アレルギー反応が起こります。

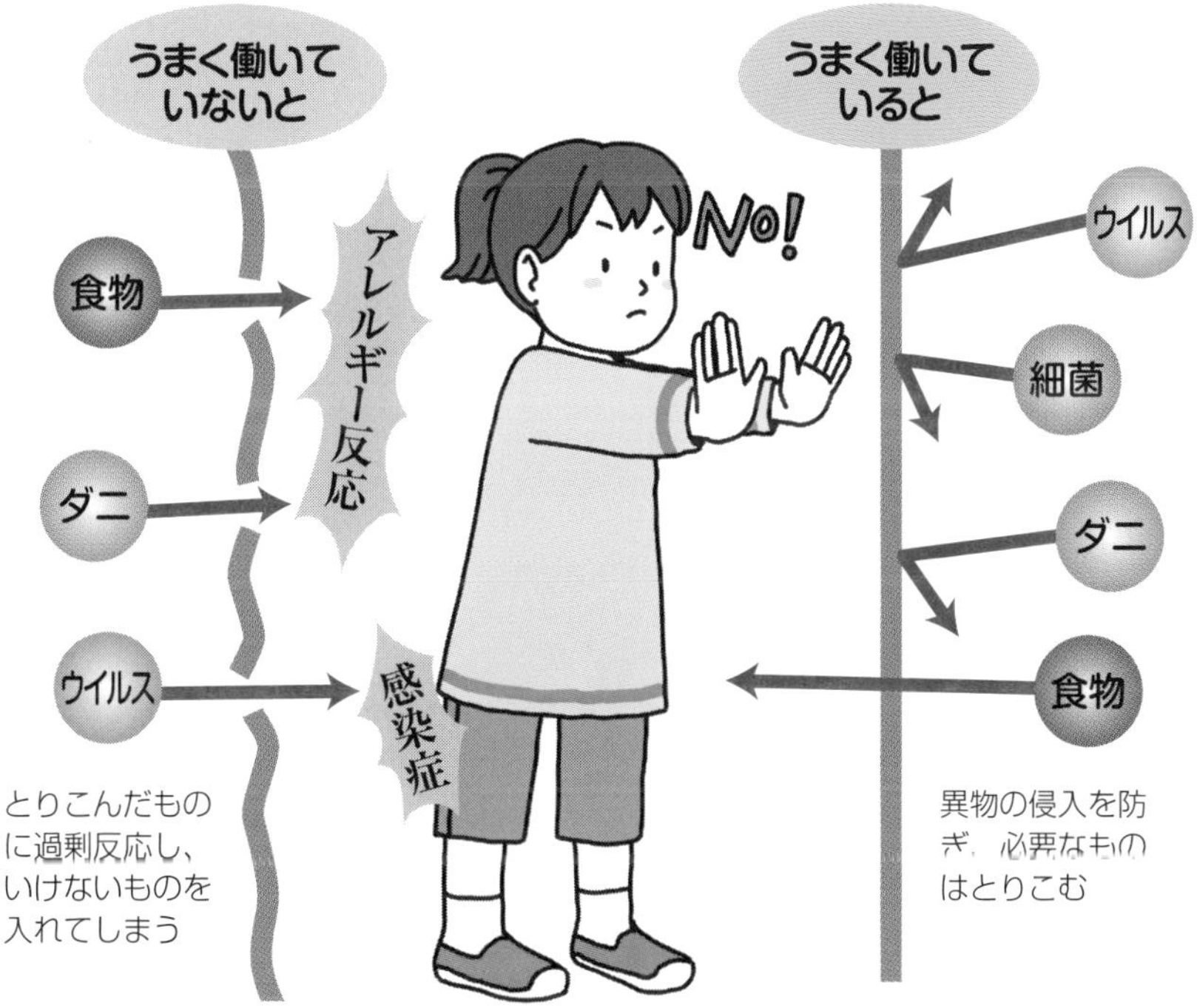
うまく働いていないと
食物
ダニ
ウイルス
アレルギー反応
感染症
とりこんだものに過剰反応し、いけないものを入れてしまう
No!
うまく働いていると
ウイルス
細菌
ダニ
食物
異物の侵入を防ぎ、必要なものはとりこむ

アレルギーのしくみは免疫のしくみ

アレルギーは、異物を排除しようとする免疫反応の一種です。異物を排除する役目を担っているのは、さまざまな種類の白血球。武器となる抗体をつくり、「敵」を撃退しようとしています。

免疫のしくみ

細菌やウイルスなど有害な異物が侵入すると、白血球のひとつ、1型ヘルパーT細胞が働きだし、B細胞が特別な武器をつくって撃退します。

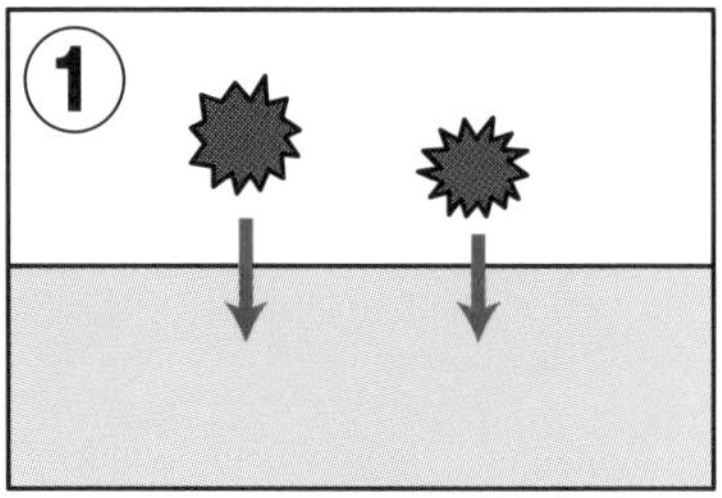

ウイルスなどの異物が体内に侵入

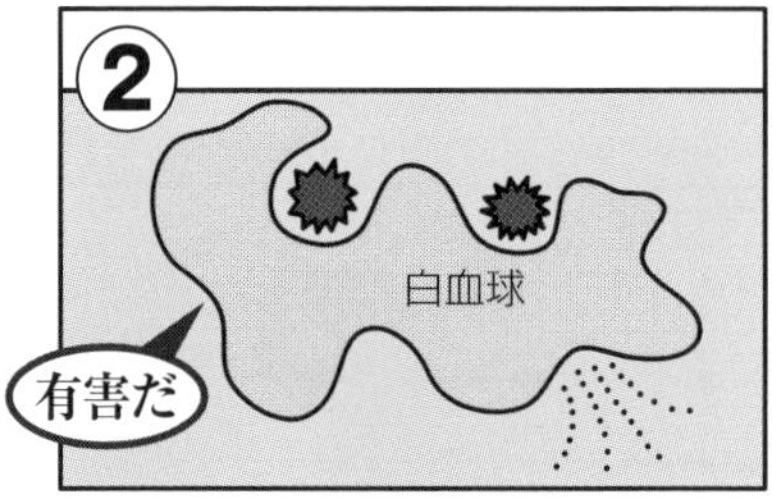

見張り役の白血球が飲み込み、有害物質を判断。T細胞に伝える

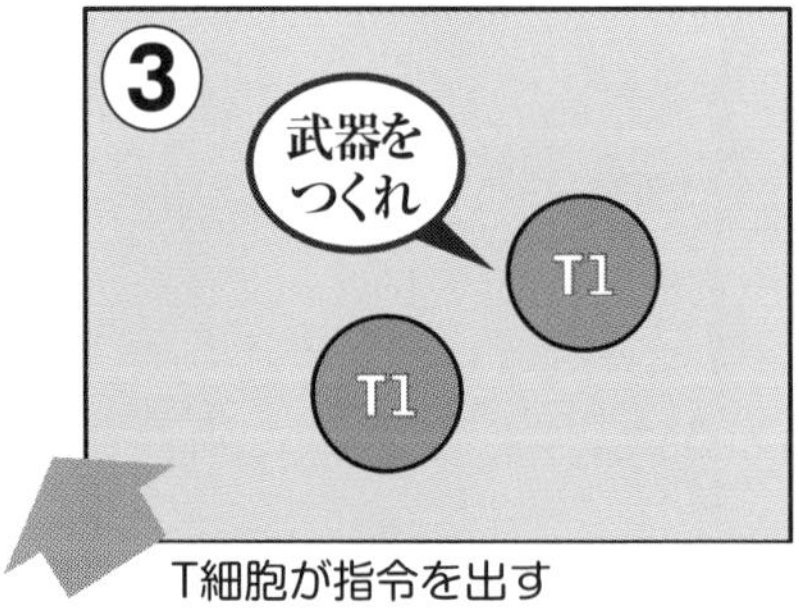

T細胞が指令を出す

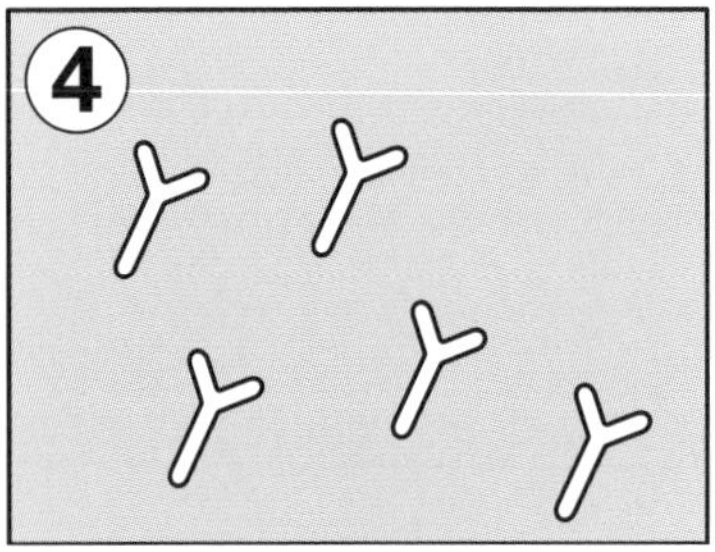

異物を攻撃する武器ができる

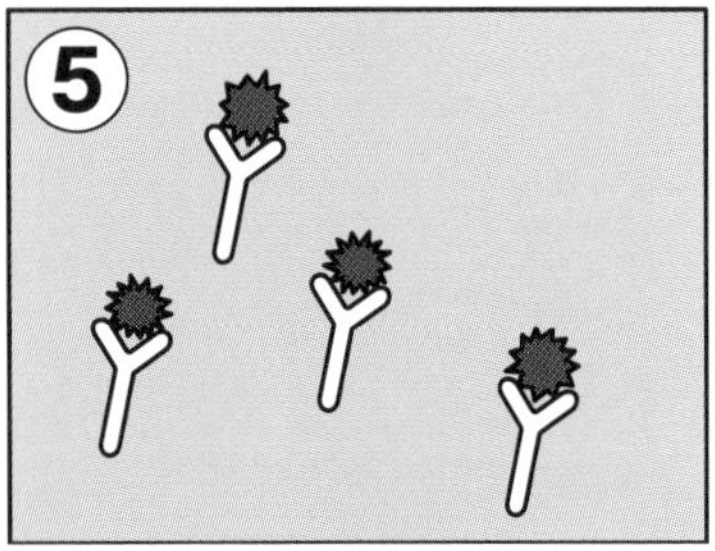

異物（ウイルス）に武器がくっつき撃退する

病気が治る

有害でないものにも反応してしまう

免疫は、有害な異物を排除するために、T細胞やB細胞をはじめとするさまざまな白血球が連携し、攻撃をしかけていくしくみ。有害ではないものを攻撃してしまう反応がアレルギーです。しくみは同じでも標的がまったく違うのです。

アレルギーのしくみ

ダニや花粉など、有害でない異物が侵入すると、２型ヘルパーT細胞の指令でIgE抗体がつくられます。

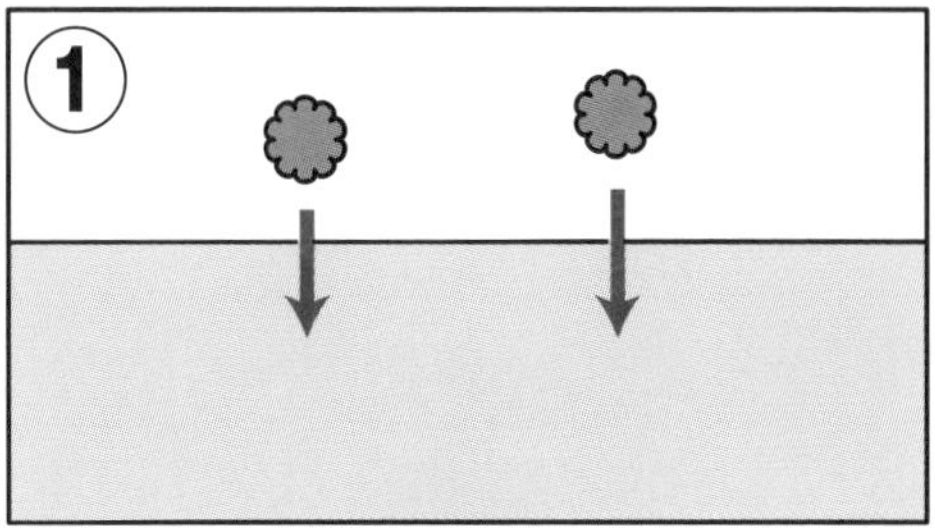

目、鼻、口などから花粉などが侵入

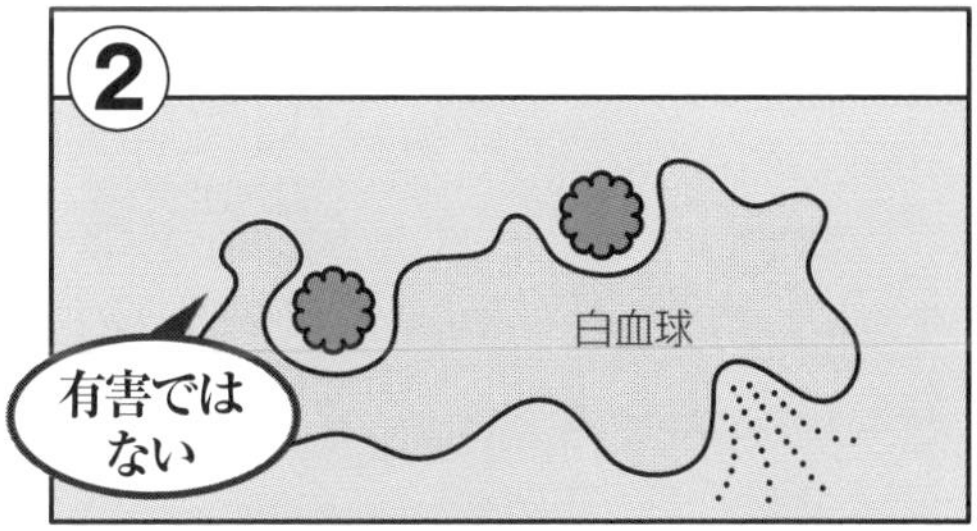

見張り役の白血球が有害ではないと判断し、T細胞に情報を伝達

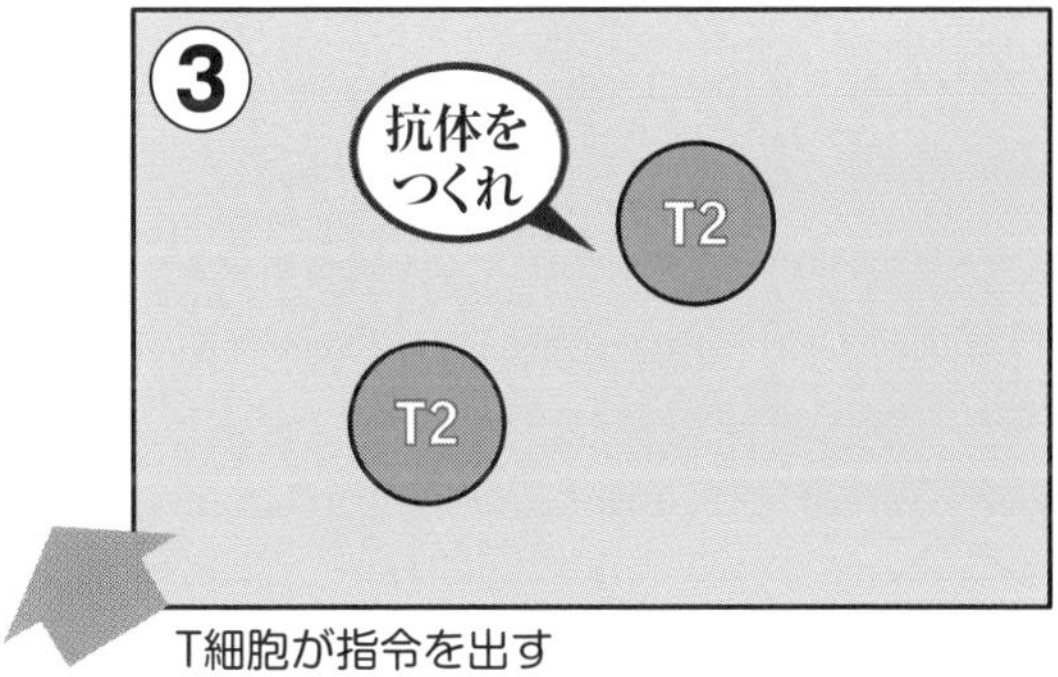

T細胞が指令を出す

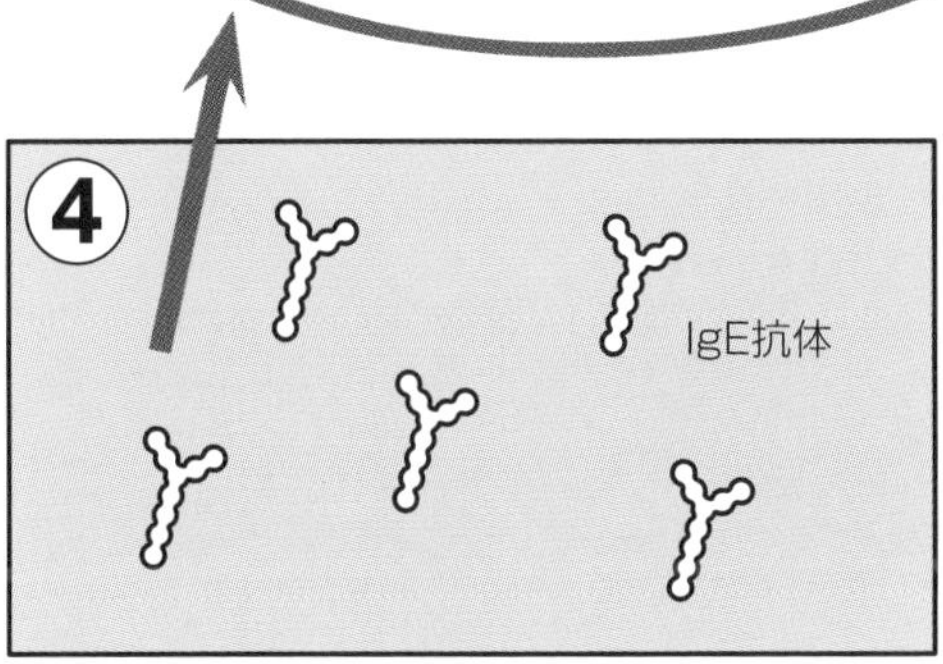

できた抗体は花粉などを直接攻撃せず、マスト細胞にくっつく

IgE抗体をつくりやすい体質がアレルギー体質

２型ヘルパーT細胞が多く、IgE抗体をつくりやすくなっている体質が、アレルギー体質です。このIgE抗体の量がアレルギー診断のカギになります。

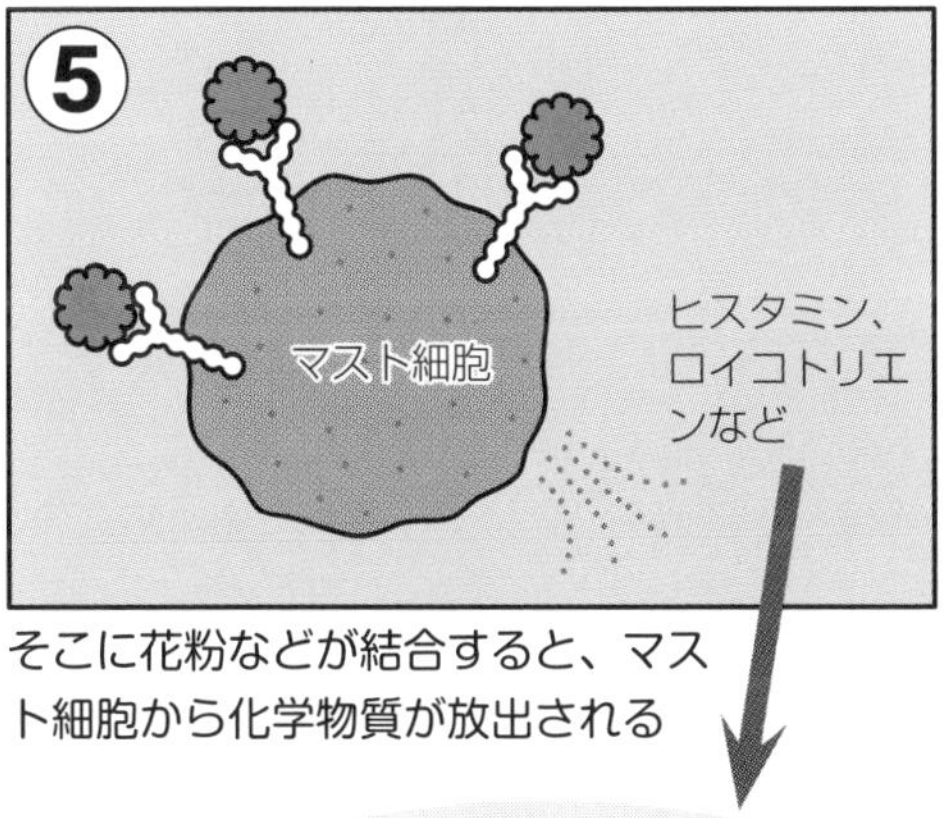

そこに花粉などが結合すると、マスト細胞から化学物質が放出される

かゆみ、炎症などのアレルギー症状を起こす

受診先

かかりつけ医と専門医のどちらを受診?

アレルギーの病気は、かかりつけの医師にみてもらうだけでは、なかなか改善しないことも少なくありません。受診先を選ぶポイントを押さえておきましょう。

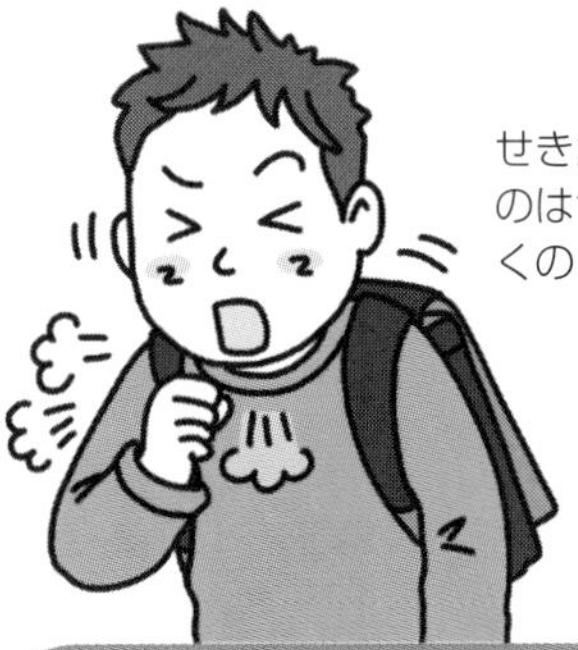

せきが続くのはぜんそくのことも

関連する診療科

アレルギー症状はさまざまな現れ方をするため、アレルギーの病気を治療している診療科もいろいろで、それぞれ得意分野があります。

専門医

どの診療科を受診する場合でも、アレルギー専門医がいるところを選ぶことがすすめられます。

小児科

子どもの病気全般をみています。アレルギー専門医であれば、年齢とともに変化するアレルギー症状に対応してもらえるでしょう。

耳鼻咽喉科

薬を使いながら花粉症やアレルギー性鼻炎などの治療をおこないます。

皮膚科

薬を使いながら皮膚のバリア機能を回復させるなど、アトピー性皮膚炎の治療にくわしいです。

眼科

花粉症、アレルギー性結膜炎など、目に現れる症状をみています。

アレルギー科

アレルギー疾患を主にみています。ただ、専門的なアレルギー科はまだ少ないのが現状です。

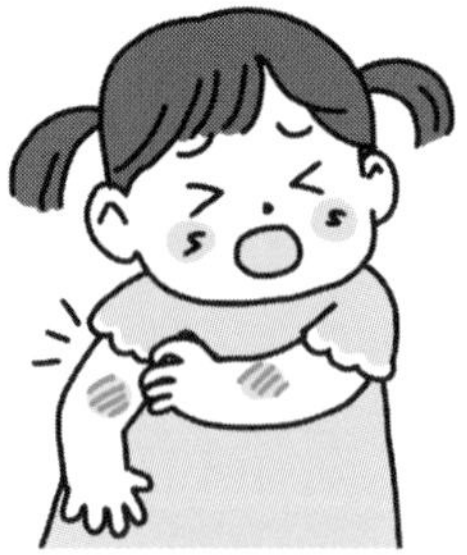

かゆみに効く薬を処方してもらえる

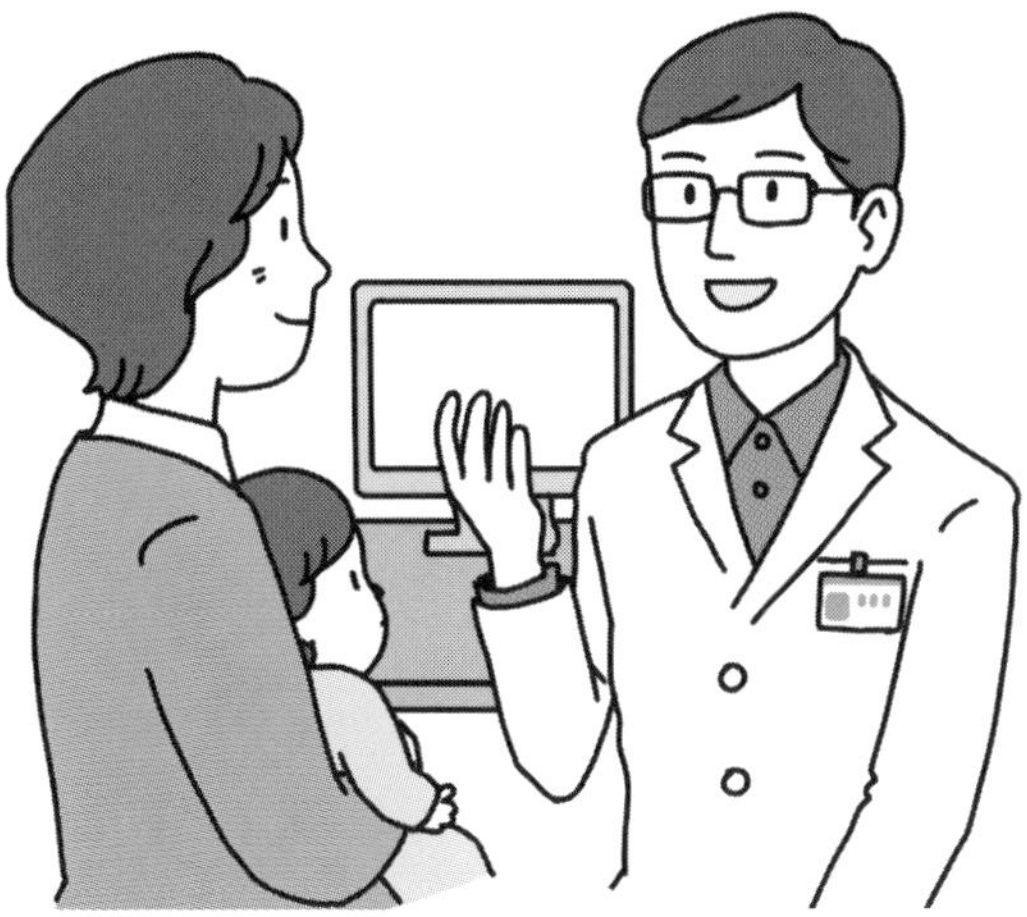

専門医は薬の処方だけでなく、生活面の指導も

専門医を受診

皮膚症状であれ、呼吸器症状であれ、アレルギーによるのか、きちんと診断を受けましょう。適切な治療を進めていくためには、アレルギーについての専門知識をもつ医師の指導を受けることがいちばんです。

専門医

アレルギー専門医は、日本アレルギー学会の厳しい審査・試験を受け、合格した医師。専門的な知識をもっているだけでなく、治療経験が豊富でなければ、専門医とは認定されません。

専門医や指導医がいる医療機関は、日本アレルギー学会のウェブサイトで検索できます。それぞれ、基本の専門分野があります。中心となる症状に合わせて選ぶとよいでしょう。

●日本アレルギー学会
https://www.jsaweb.jp/modules/ninteilist_general

〈指導医とは〉

アレルギー専門医のなかでも、研究業績を積んだ治療経験も豊かな医師は指導医として認定され、専門医の研修指導にもあたっています。

小児科をベースにした専門医を探そう

子どもの場合、小児科に行くか、症状に合わせて皮膚科や耳鼻咽喉科がよいのか、迷いがちです。

受診先は、アレルギーの専門医がいるかどうかがポイントです。専門医なら複数の症状が現れている場合にも、適切な対応をとってくれるでしょう。

できれば、小児科をベースにしたアレルギー専門医が探せるとベストです。

看板の診療科は医師が自由に記載できる

医院の看板から見分けるコツは、最初に掲げてある科が得意だろうということ。「外科、小児科」なら、外科の医師で小児もみる、と読み取ります。看板に記載する診療科は医師の自由です。

また、「専門医」であることも記載できます。「小児科、アレルギー学会認定専門医」とあるような看板なら、ひと安心です。

検査

反応の程度をみて、アレルゲンを探す

アレルゲンを遠ざければ、アレルギー症状は起こりにくくなります。そのためには、アレルゲンを特定するための検査をする必要があります。複数のアレルゲンがみつかることもあります。

皮膚テスト

皮膚のすぐ下にもマスト細胞があります。アレルゲンと思われる物質をここにしみこませ、細胞表面に結合したIgE抗体が反応するかどうかをみます。

プリックテスト

アレルゲンを含んだエキスを皮膚に1滴たらし、特殊な針で皮膚の表面を軽くこすってしみこませ、15分後の反応をみます。

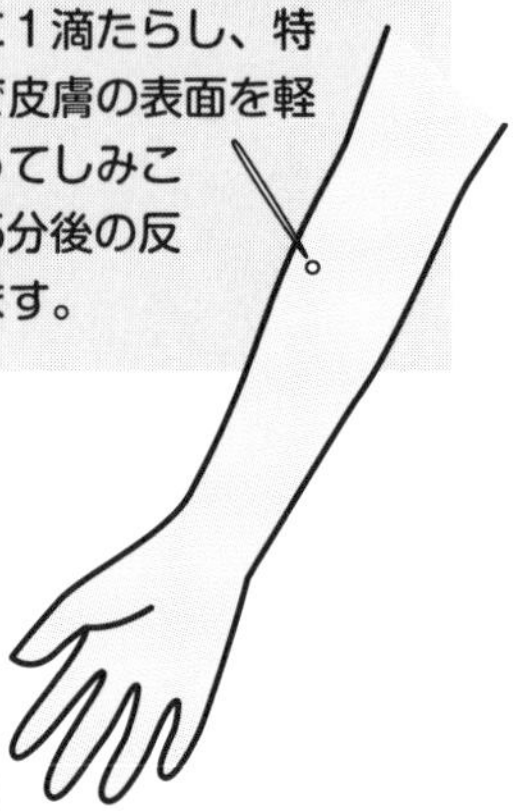

皮内《ひない》テスト

アレルゲンを含んだエキスを少量、皮膚のすぐ下に注射して、15分後の反応をみます。感度はプリックテストの100倍以上といわれます。

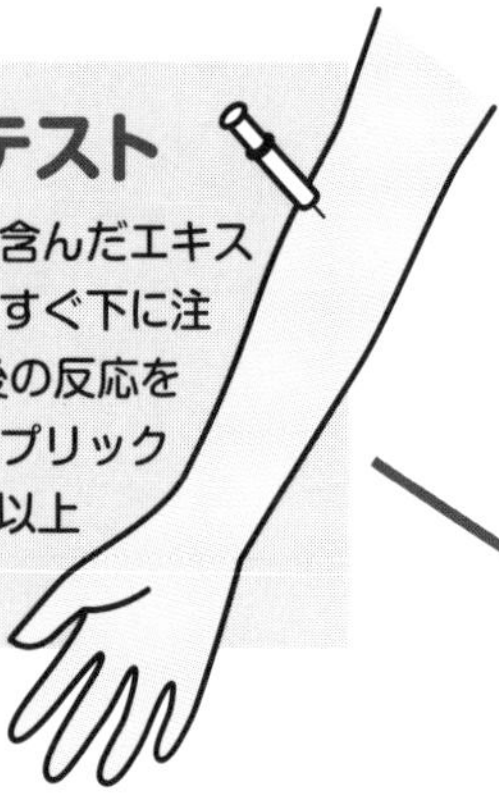

パッチテスト

接触皮膚炎にはアレルゲンと考えられるものを皮膚につけてシールで密閉し、48時間後に判定します。ただ、ぜんそくやアレルギー性鼻炎など即時型（即時に反応が出る疾患）にはおこないません。

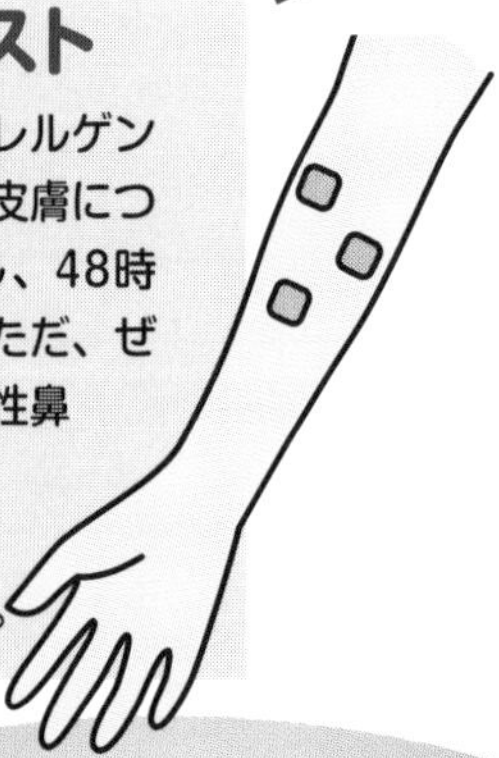

反応をみる

アレルギー反応が起きると、アレルゲンをつけた部分の皮膚に浮腫《ふしゅ》が生じて盛り上がり、毛細血管が拡張して赤くなります。反応の程度をみて、陽性かどうか判定します。

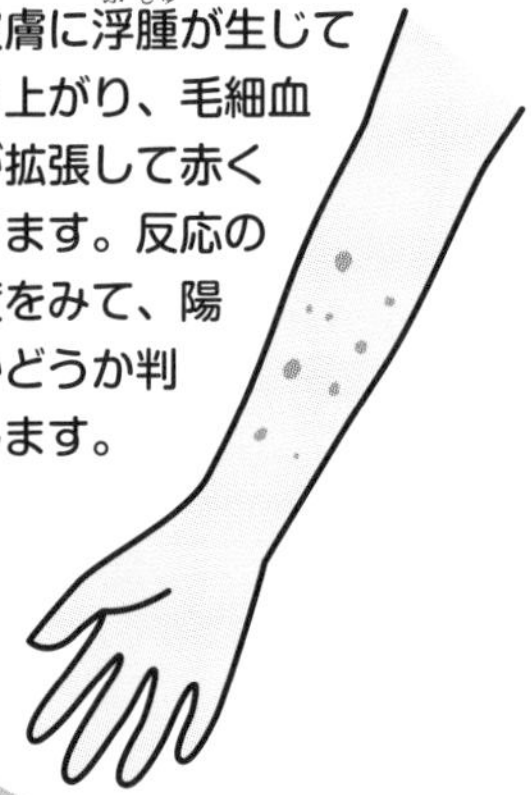

どこでもできる検査ではない

皮膚テストは簡単な検査のようですが、あえてアレルゲンを入れることになるので、激しいアレルギー反応を起こす危険性もあります。とくに皮内テストは、万が一の対応がしっかりとれる医療機関で受けるほうが安心です。

避けるべきものをみつける

アレルゲンを特定し、避けることは、アレルギーの病気を治療していく大切な柱になります。

まず、血液検査と皮膚テストをおこない、アレルゲンの見当をつけます。皮膚テストは主に三つのやり方がありますが、このうち、皮内テストは、最近あまりおこなわれなくなっています。

食物なら、さらに負荷試験（↓P43）でアレルゲンを特定します。疑わしい食物をすべて除去していたら、発育に差し支えるおそれがあるからです。

血液検査

血液中に含まれるIgE抗体の量や、反応のしかたをみる検査です。おとなと同じように、針を少しだけ刺して血液を採取します。

IgE抗体試験

採取した血液中のIgE抗体の総量を調べて、アレルギー体質かどうかおおよその判断をつけます。また、どんな物質に反応するかを調べ、なにがアレルゲンになっているか特定します。

結果の報告書例

科・病棟　小児科	コメント1	
医師名　海老澤　元宏	コメント2	
検査項目	測定値（基準値250 IU/ml以下）	
非特異的IgE（ラテックス比ろう法）	1110	
特異的IgE（CAP RAST FEIA法）	スコア	抗体価（Ua/ml）
スギ	4	18.00
ヒノキ		
ハンノキ（楓）	0	0.35>
ブタクサ	0	0.35>
ヨモギ		
カナムグラ		
カモガヤ	0	0.35>
ヤケヒョウヒダニ	5	97.90
コナヒョウヒダニ		
ハウスダスト1		
ネコ皮屑	0	0.35>

スコアは0〜6でつけられる。このスコアが高いほど、その物質がアレルゲンになる可能性が高いことになる

アレルゲンがみつからないことも

症状があり、原因と思われる物質があっても、検査では反応が鈍かったり、その物質に対するIgE抗体がみつからなかったりすることは、よくあります。逆に、検査ではなにに対しても反応してしまい、症状をまねいている真犯人がわからない場合もあります。

アレルギーの症状は、アレルゲンとの接触後、しばらくたってから現れることもあります。反応までの時間が長い場合、IgE抗体の働きとは別のしくみで症状が起きる場合もあると考えられますが、はっきりしたことはわかっていません。

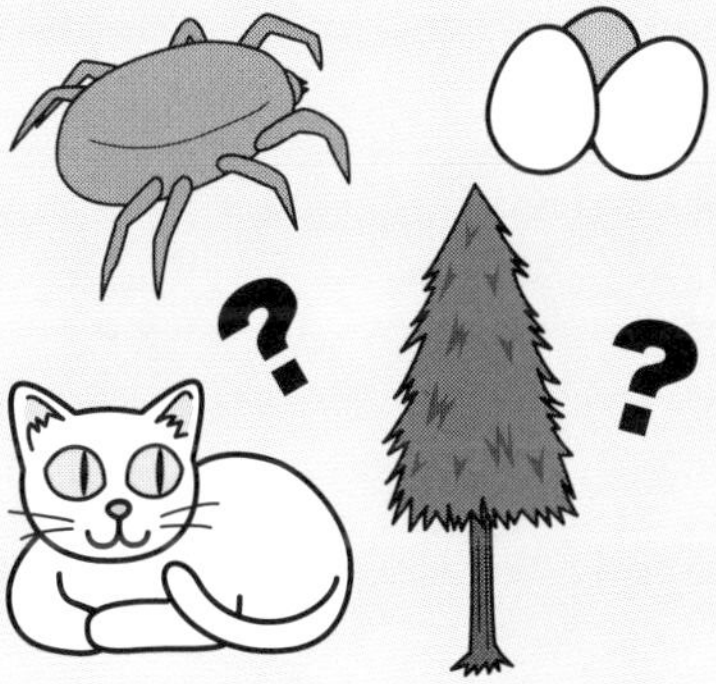

治療

症状は違っても、アプローチは同じ

アレルギー性鼻炎、ぜんそくでは、症状も、その現れるところもまったく違います。けれど治療の考え方は基本的に同じ。コントロール療法と根治をめざす免疫療法です。

コントロール療法

アレルギー症状を抑え、つらさを改善していく治療法です。アレルギー治療の基本です。

薬物療法

抗アレルギー薬やステロイド薬などの薬を用いて、症状を抑えたり、炎症を抑えたりします。

→P38、60、78、94

生活改善

環境改善や食事療法などで、アレルギーを起こす原因になっているアレルゲンを遠ざけます。

→P24、26、44、62

共通の薬物

アレルギーの病気に共通して使われる薬があります。

生物学的製剤

IgE抗体とマスト細胞の結合を阻止するなど、免疫機能にかかわる物質に作用して炎症を抑える

ステロイド薬

もともと体内に分泌されている副腎皮質ホルモンをまねてつくられた。炎症を抑える

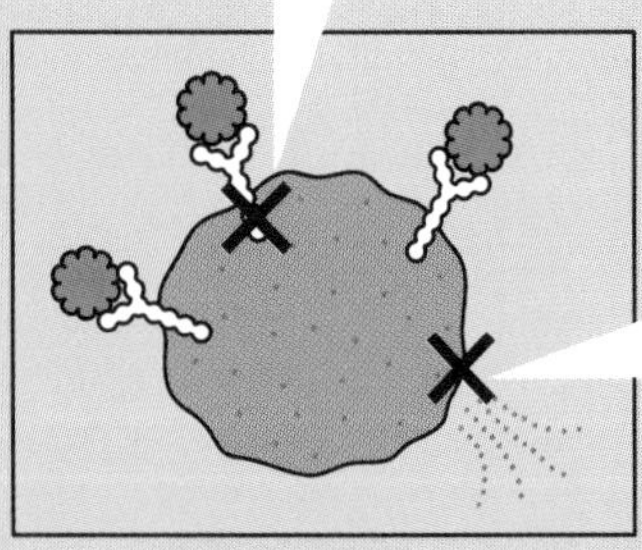

抗アレルギー薬

症状をまねく原因となる化学物質の放出を防ぐ。抗ヒスタミン薬、ロイコトリエン受容体拮抗薬など、アレルギー反応を抑える薬の総称

根治療法

アレルギー体質そのものを変えていく治療法として、免疫療法があります。WHO（世界保健機関）がアレルギー疾患の唯一の根治療法としています。アレルゲンを少しずつ体内に入れることで、感じやすさを減らし、アレルギー反応を出にくくする治療法で、減感《げんかん》作《さ》療法ともいわれます。

〈ダニ〉

ダニのたんぱくを投与。ダニが原因のアレルギー疾患に。花粉症と同様に、高い治療効果が期待できます。

鼻炎、ぜんそくに

〈スギ花粉〉

スギ花粉のエキスを投与。スギ花粉飛散シーズン前から始め、治療開始後、初めてのシーズンから効果が期待されます。

花粉症に

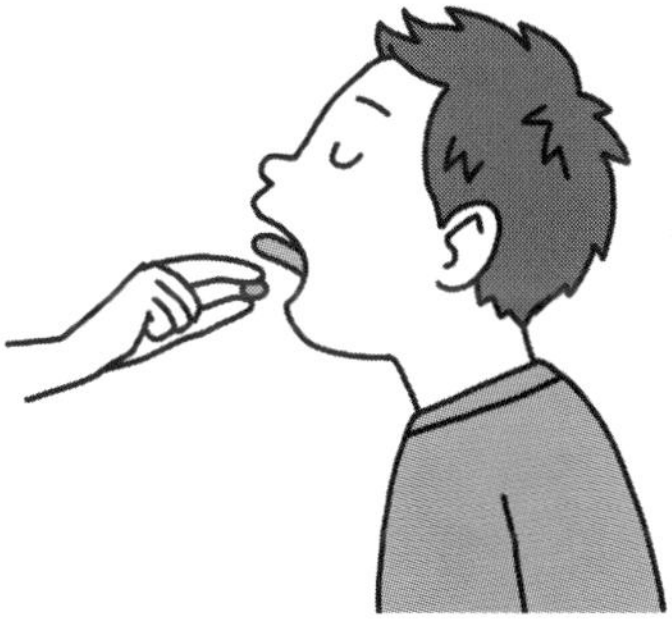

錠剤を舌の下で溶かし、飲み込む「舌下《ぜっか》免疫療法」。自宅でできるので長期間続けられる（→P94）

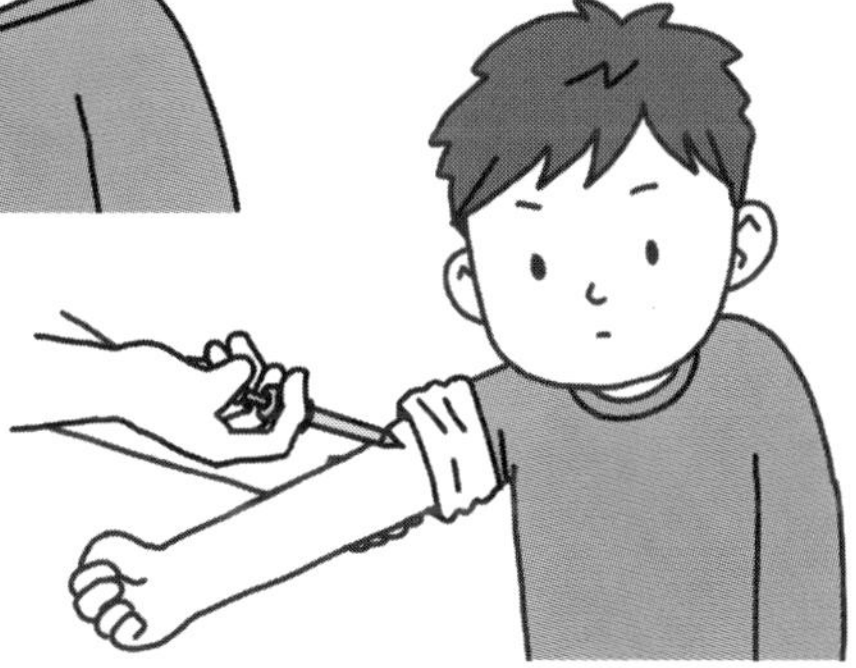

「皮下免疫療法」。最初は週1回注射。投与量を増やしながら間隔をあけ、2年以上続ける

基本的に治療の考え方は同じ

アレルギーの病気の治療は基本的に同じ考え方です。中心は、薬で症状を抑えながら生活改善をはかるコントロール療法です。最近は薬物療法に生物学的製剤とよばれる高価な薬も登場しています。

花粉症やぜんそくには、免疫療法をおこなうことがあります。免疫療法では2型ヘルパーT細胞を抑える「制御性《せいぎょせい》T細胞」が誘導されます。通常の治療法では効果がみられない重症の人でも、症状が軽減する可能性があります。

ただし、アレルゲンの投与で激しいショック症状を起こす危険性がゼロとはいえません。専門医の熟練した技を必要とするため、実施機関は限られます。

また、アトピー性皮膚炎はアレルギー体質以外の要素も強いので、免疫療法の効果があまりありません。食物がアレルゲンの場合、注射によるエキスの投与はおこないません。研究段階で「経口免疫療法」がおこなわれています。

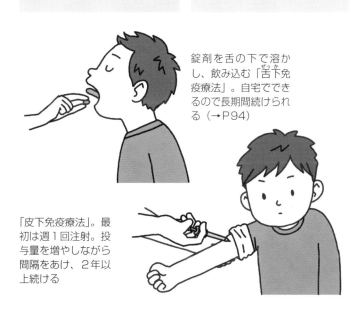

経過

年齢とともに症状が変化。治ることも

アレルギーの症状はさまざまですが、年齢とともに変化していくことがよくあります。アレルゲンが変わり、今までなかったアレルギー症状が現れることがある一方、治ってしまうこともあります。

経過

例えば、赤ちゃんのときに食物アレルギーやアトピー性皮膚炎があると、1～3歳ごろにぜんそくになり、思春期にはアレルギー性鼻炎になる経過がみられます。ただし、全員がこうした経過をたどるわけではなく、アレルギーがすっかり治ることもあります。

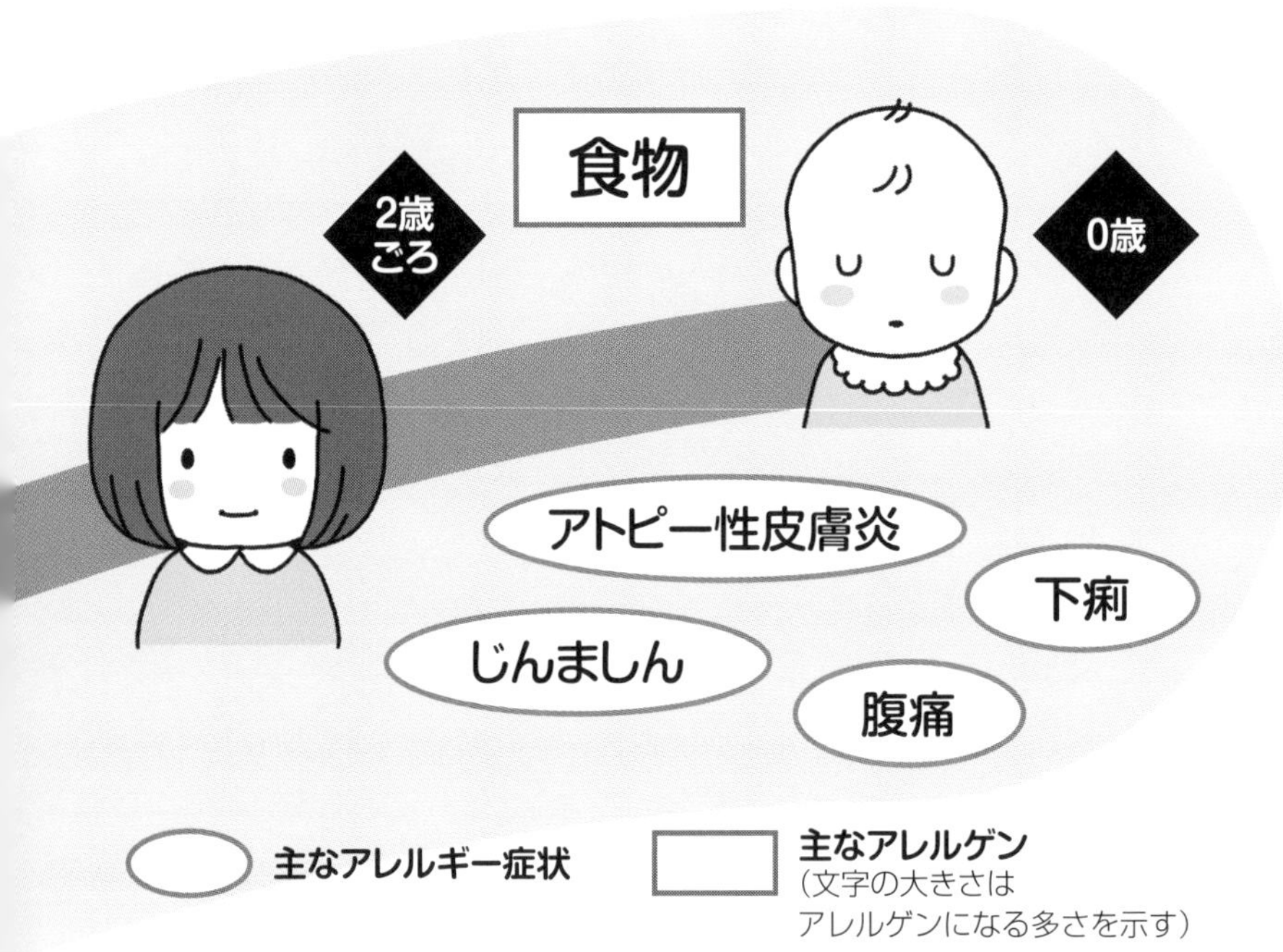
0歳
食物
2歳ごろ
アトピー性皮膚炎
下痢
じんましん
腹痛
主なアレルギー症状
主なアレルゲン
(文字の大きさはアレルゲンになる多さを示す)

皮膚症状から呼吸器、鼻へ

アレルギー症状は、年齢によって変化していきます。複数の症状が同時に出てしまう子もいますが、多くは、赤ちゃんのときには皮膚の湿疹や下痢などに悩まされ、それが落ち着いたかと思うとぜんそくが始まり、やがてアレルギー性鼻炎などを発症するという経過をたどります。

症状の変化をもたらしているのは、アレルギー症状を起こすもと、アレルゲンの変化です。

乳幼児期には食物がアレルゲンになりやすく、成長するにしたがって、吸い込む機会が多くなるダニや花粉にアレルギーが起こるようになっていきます。

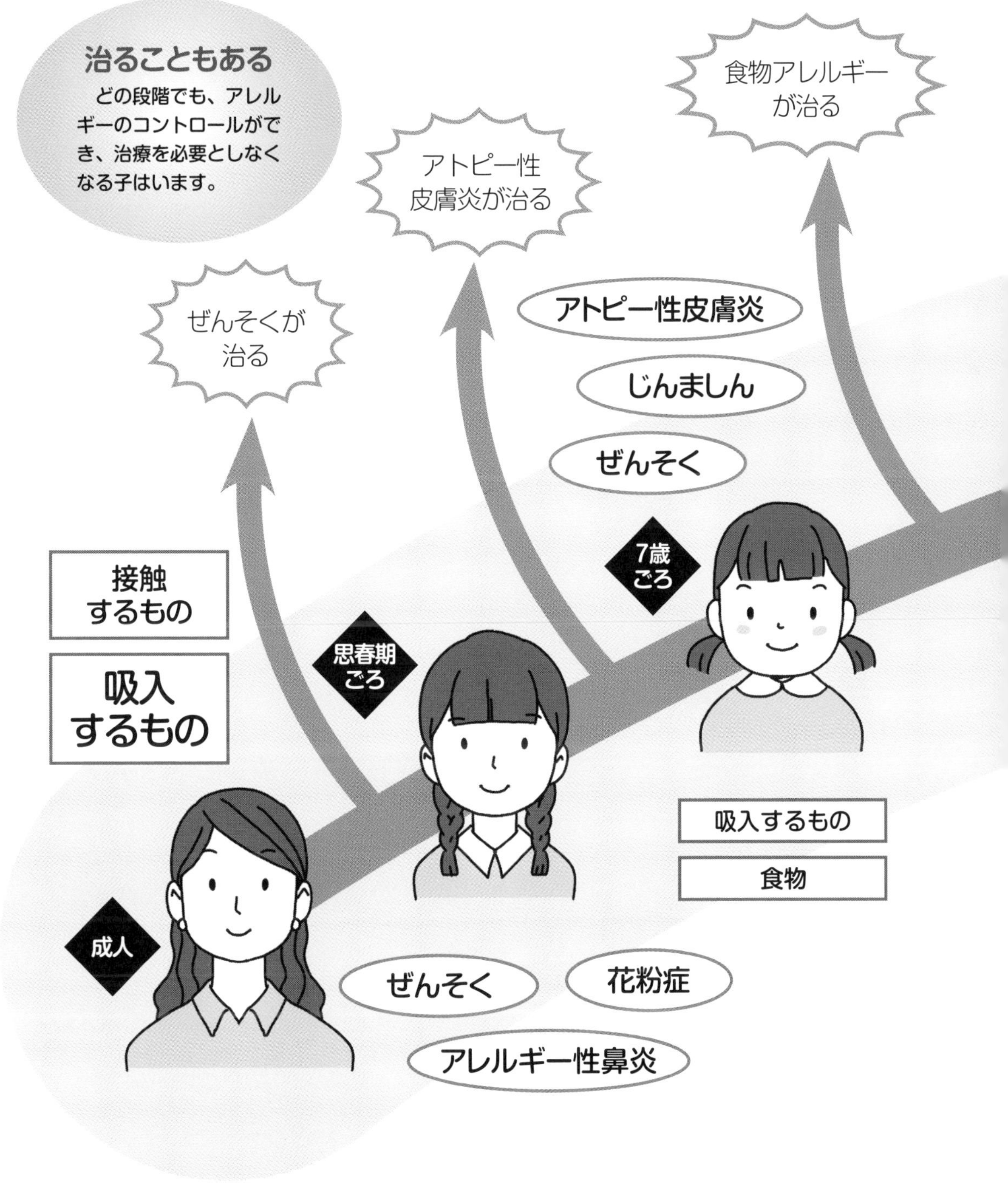
治ることもある
どの段階でも、アレルギーのコントロールができ、治療を必要としなくなる子はいます。
ぜんそくが治る
アトピー性皮膚炎が治る
食物アレルギーが治る
アトピー性皮膚炎
じんましん
ぜんそく
7歳ごろ
思春期ごろ
成人
接触するもの
吸入するもの
吸入するもの
食物
ぜんそく
花粉症
アレルギー性鼻炎

生活改善①

住居や空気からアレルゲンを取り除く

アレルゲンを減らすことは、症状をやわらげるのに大きな効果を発揮します。多くの人にとって、いちばんの問題となるアレルゲンはダニ。生活環境を見直して、ダニを減らしましょう。

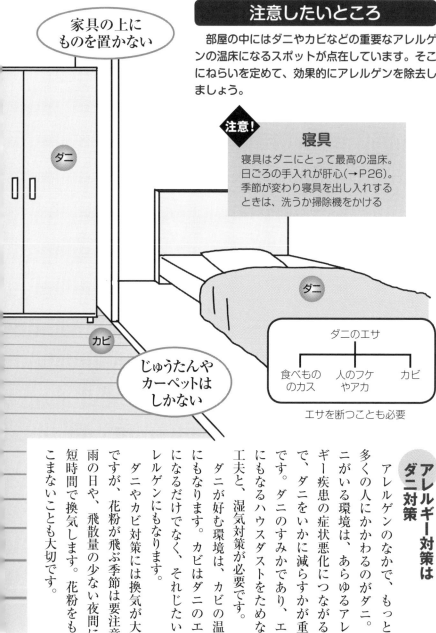

注意したいところ

部屋の中にはダニやカビなどの重要なアレルゲンの温床になるスポットが点在しています。そこにねらいを定めて、効果的にアレルゲンを除去しましょう。

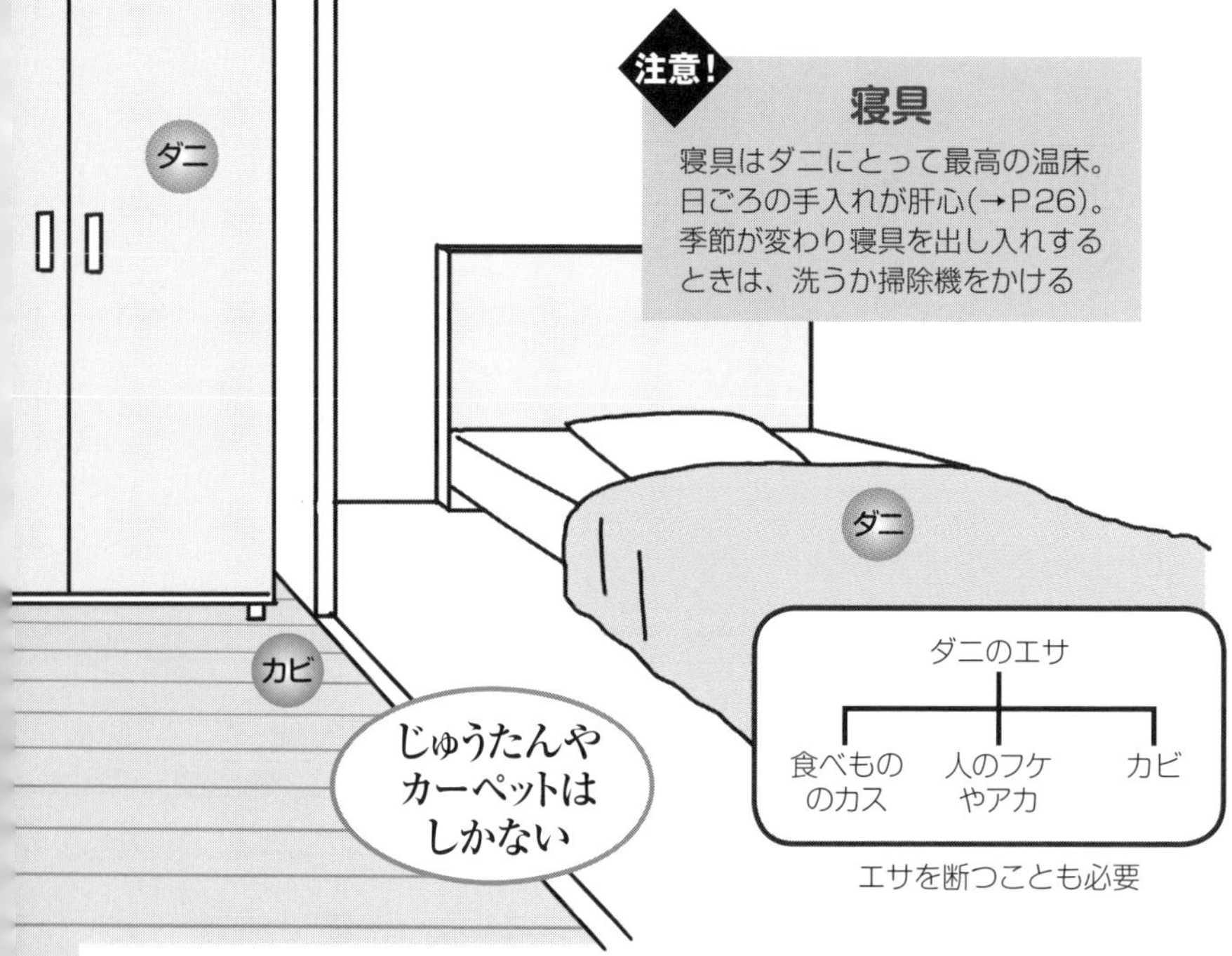

家具の上にものを置かない
ダニ
ダニ
カビ
じゅうたんやカーペットはしかない
ダニのエサ
食べもののカス
人のフケやアカ
カビ

注意！ 寝具

寝具はダニにとって最高の温床。日ごろの手入れが肝心(→P26)。季節が変わり寝具を出し入れするときは、洗うか掃除機をかける

エサを断つことも必要

アレルギー対策はダニ対策

アレルゲンのなかで、もっとも多くの人にかかわるのがダニ。ダニがいる環境は、あらゆるアレルギー疾患の症状悪化につながるので、ダニをいかに減らすかが重要です。ダニのすみかであり、エサにもなるハウスダストをためない工夫と、湿気対策が必要です。

ダニが好む環境は、カビの温床にもなります。カビはダニのエサになるだけでなく、それじたいアレルゲンにもなります。

ダニやカビ対策には換気が大切ですが、花粉が飛ぶ季節は要注意。雨の日や、飛散量の少ない夜間に、短時間で換気します。花粉をもちこまないことも大切です。

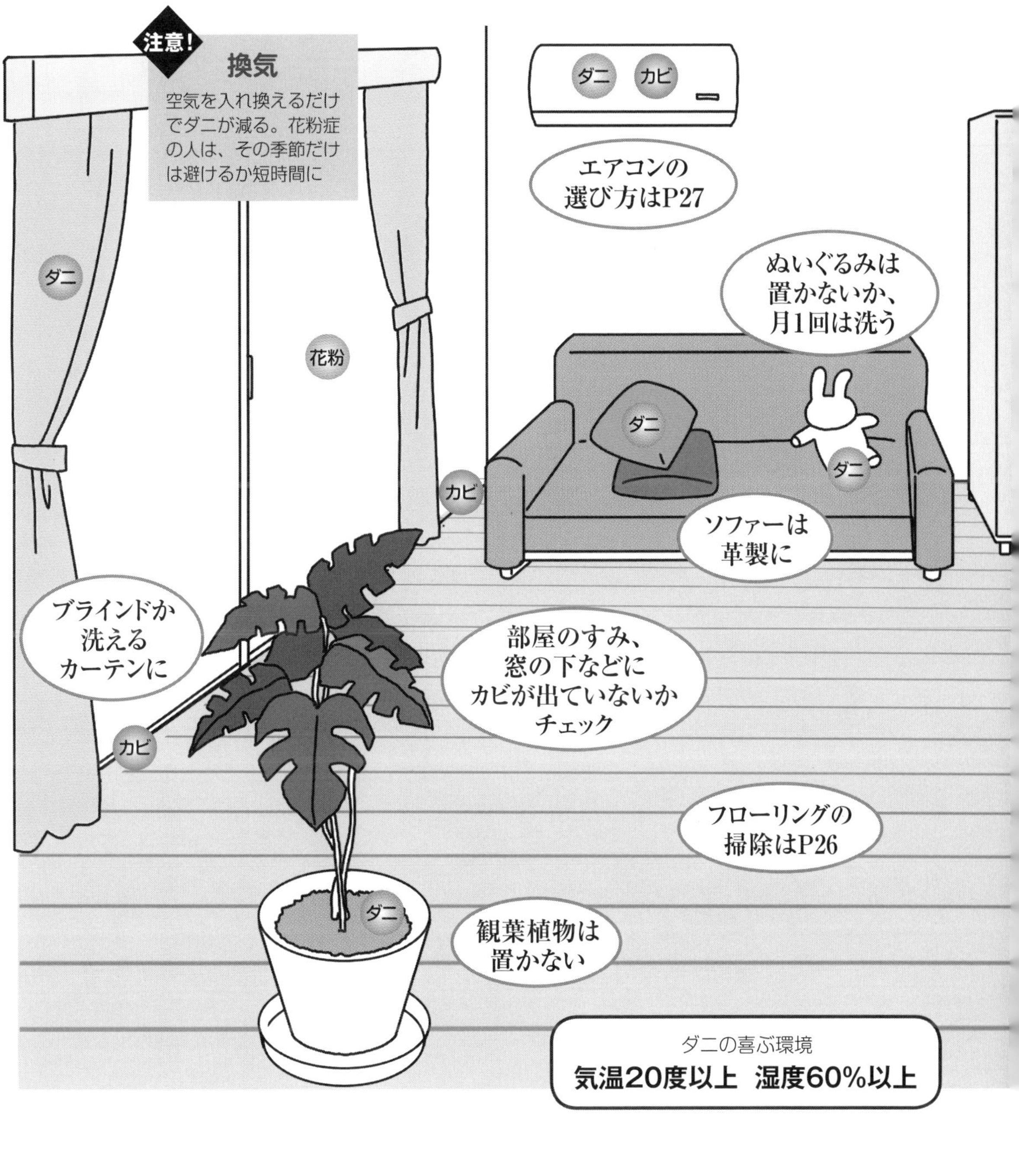
注意！
換気
空気を入れ換えるだけでダニが減る。花粉症の人は、その季節だけは避けるか短時間に
ダニ
カビ
エアコンの選び方はP27
ぬいぐるみは置かないか、月1回は洗う
ダニ
花粉
ダニ
ダニ
カビ
ソファーは革製に
ブラインドか洗えるカーテンに
部屋のすみ、窓の下などにカビが出ていないかチェック
カビ
フローリングの掃除はP26
ダニ
観葉植物は置かない
ダニの喜ぶ環境
気温20度以上　湿度60％以上

生活改善②

アレルゲンを効果的に除去するには

きれいにしているつもりでも、なかなか症状がよくならないのは、アレルゲンを効果的に取り除けていないせいかもしれません。掃除法など、ふだんの生活を見直してみましょう。

掃除法

フローリングにして、まず、ふき掃除から

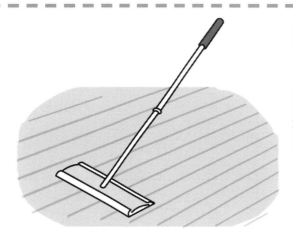

ウェットタイプのフロアワイパーなどで床をふいてから掃除機をかける

フローリングだとアレルゲンは少ないが、舞い上がりやすい

寝具

干して湿気をとり、両面に掃除機がけ

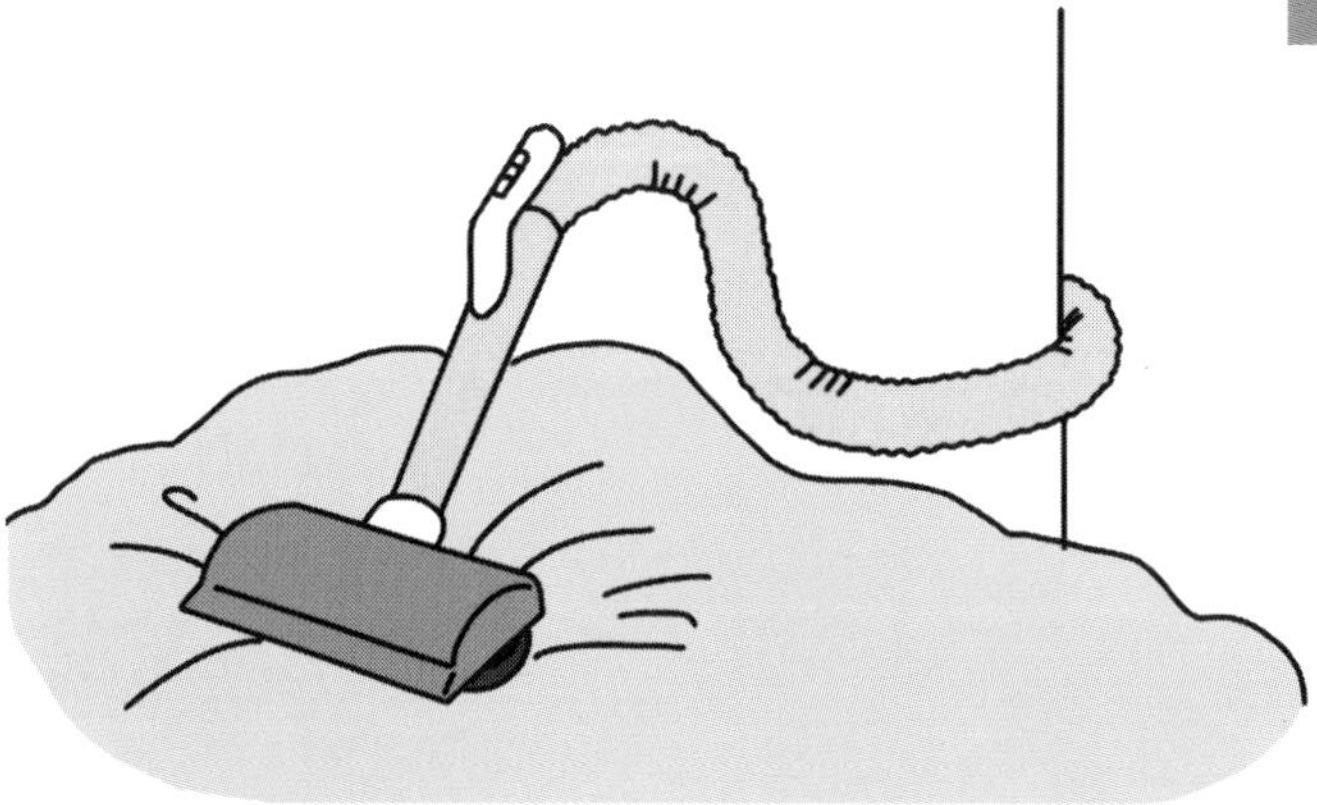

週に1回程度ふとんを干す。ときには丸洗いも（よく乾かすこと）。ダニ防止シーツの使用もおすすめ

花粉症の人は、季節によっては外に干さず、布団乾燥機などを使うとよい。できれば掃除機がけも

エアコン

空気を舞い上がらせないタイプに。湿度にも注意を

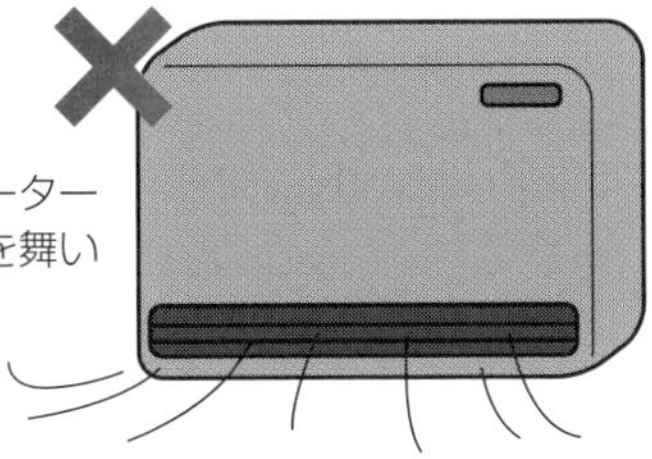

ファンヒーターはほこりを舞い上げる

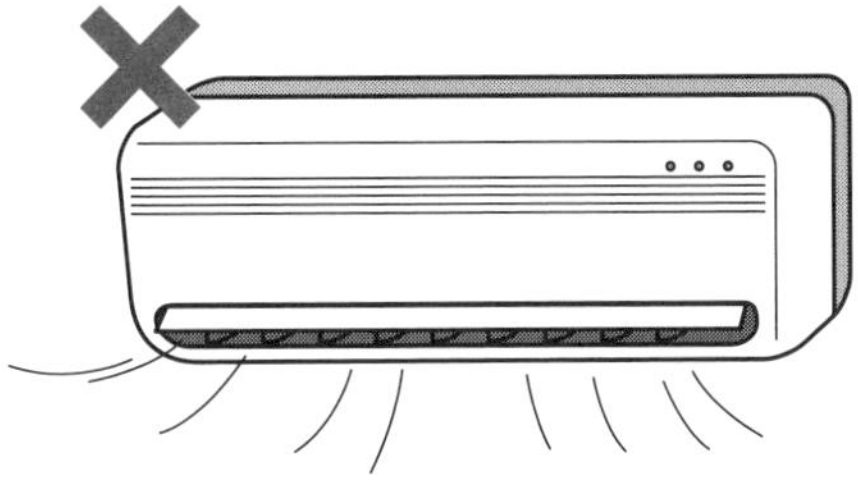

冷房運転時は内部の湿度が高まるのでカビがはえやすい。冷房を切るときは送風モードにして内部を乾かす

加湿器は湿度を上げすぎないこと。掃除をきちんとすれば使ってよい

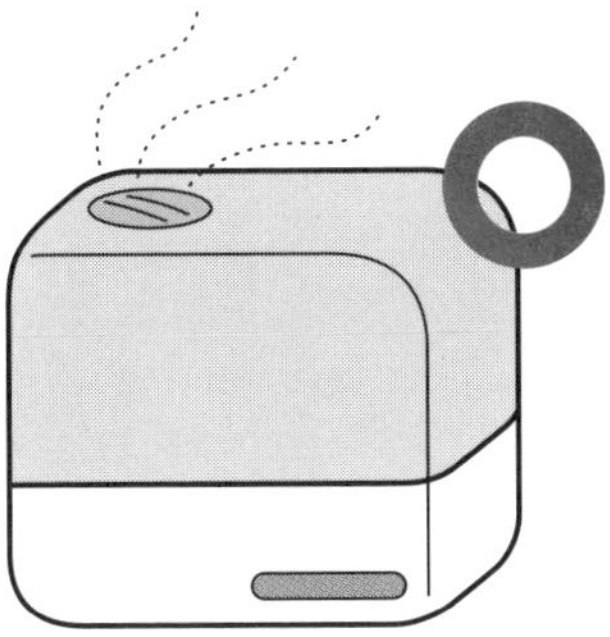

パネルヒーターや床暖房が理想的

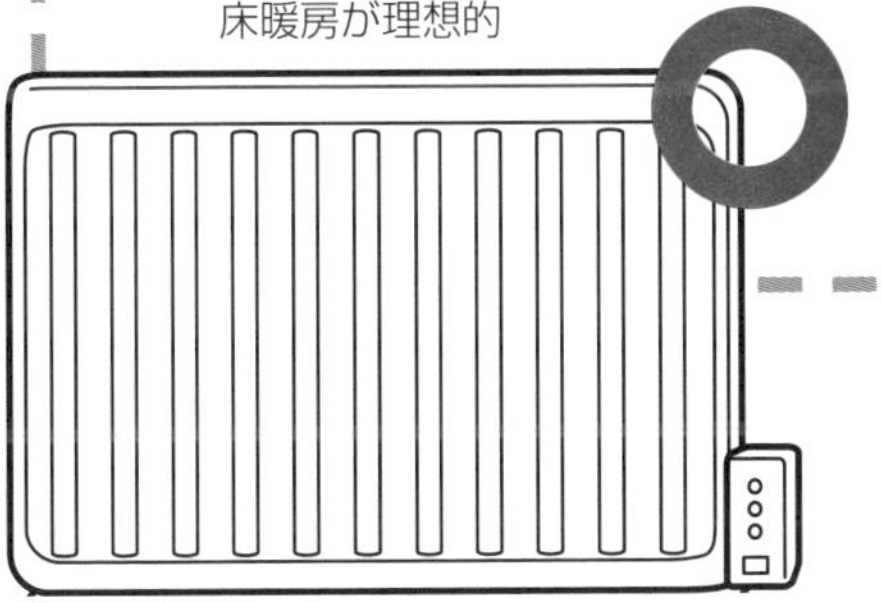

ペット

試しに飼ってみて判断するか、外で飼っても

毛やフケ、フン、唾液などはアレルゲンに。ダニのエサにもなる

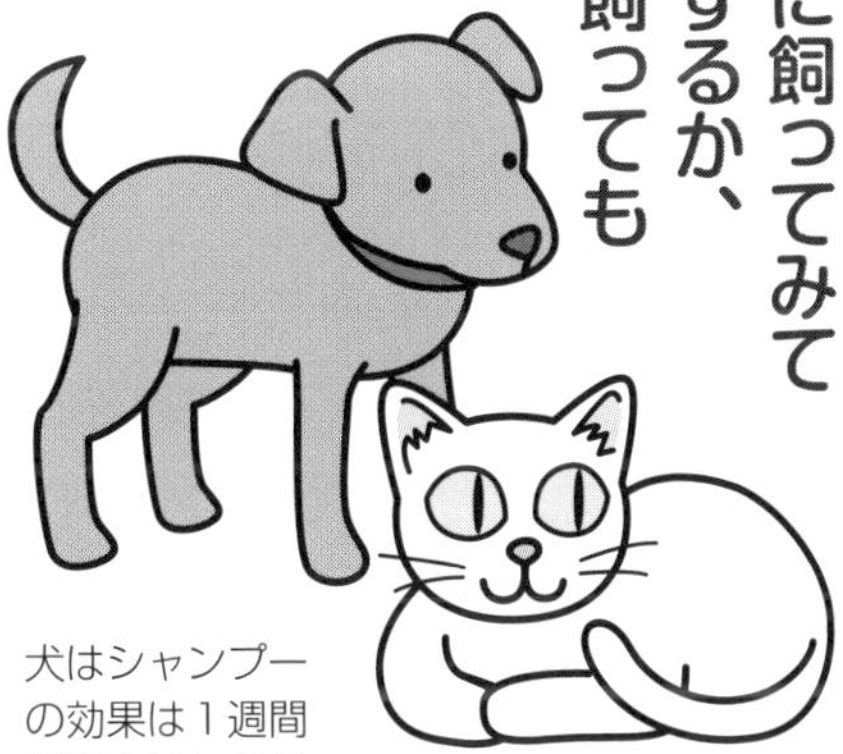

犬はシャンプーの効果は1週間以下といわれる

ネコはブラッシングを

掃除しにくい部屋や暖めすぎは禁物

まめに掃除していても、ものがあふれた部屋はどうしてもほこりがたまりがち。すっきりした掃除しやすい部屋にしておきます。

空調にも配慮を。部屋の暖めすぎは乾燥をまねきます。かといって加湿器を使いすぎるとカビが好む条件をつくることに。冬は低めの室温設定を心がけましょう。

自己管理

管理の主体を親から本人へ移していく

幼いころは親が受診や薬の管理、アレルゲンの除去などをおこないます。しかし、いつまでも親がめんどうをみるわけにはいきません。本人が自己管理するようにしていきましょう。

治療の継続がむずかしくなる

アレルギーの自己管理は長い間続くことがあります。中学生、高校生くらいになると、受診先は小児科から内科、アレルギー科などへ替わるでしょう。子どもは親の手を離れ、受診や薬、スキンケアのほか、環境などの管理も子ども自身がしていくことになります。

　しかし、これまで親が主体で管理していた場合、子どもにとっては人ごと。服薬もおろそかになりがちです。症状の急激な悪化をまねくことも少なくありません。

　そうならないよう、小学生になったら徐々に、子どもに主導権をわたすようにします。自覚が自己管理につながるのです。

思春期ごろ

子どものうちは親に連れられて定期的に通院していても、思春期になると病院へ行かない子が続出。子どもなりの事情があって、行けない子もいます。

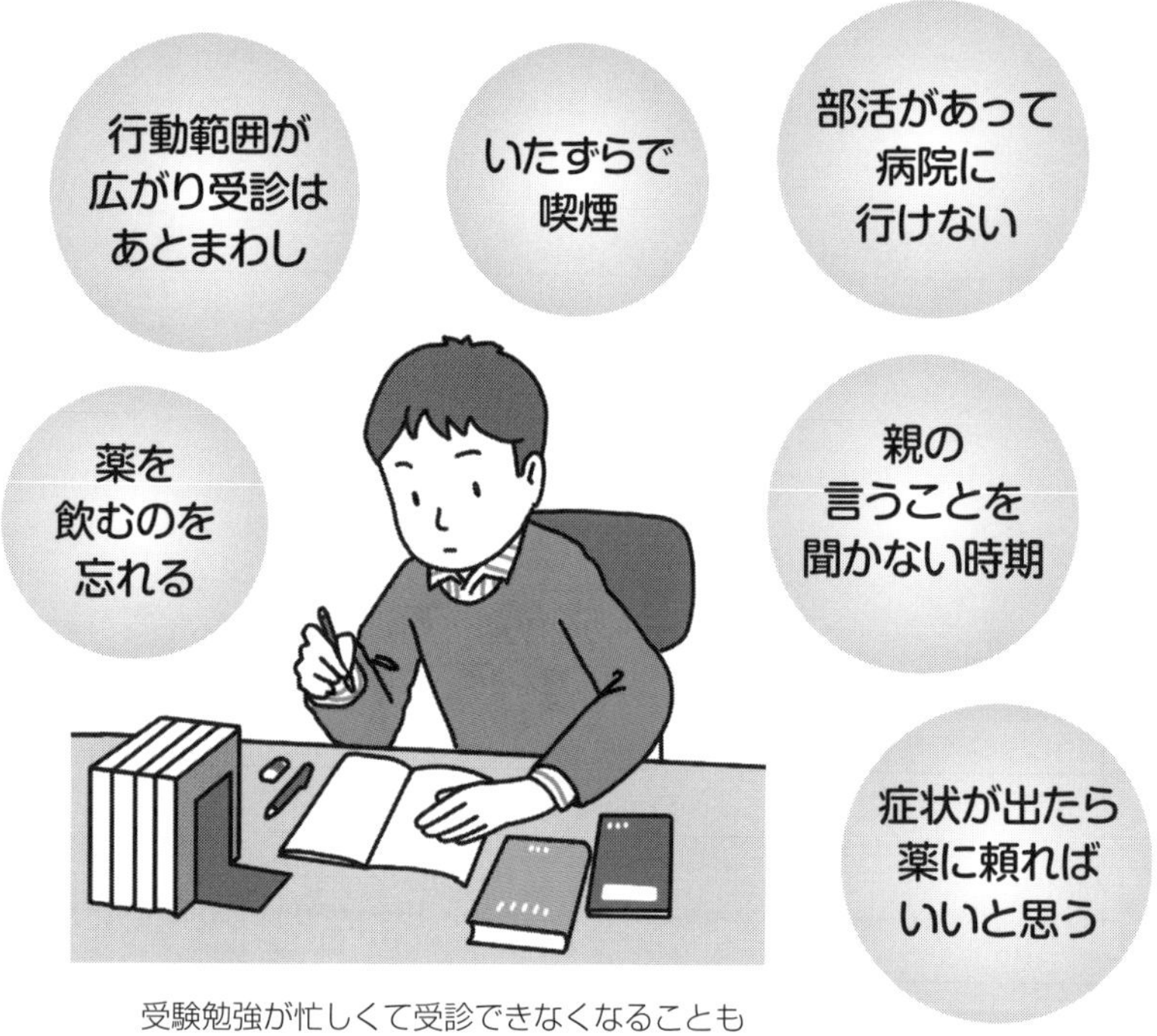

行動範囲が広がり受診はあとまわし
いたずらで喫煙
部活があって病院に行けない
薬を飲むのを忘れる
親の言うことを聞かない時期
症状が出たら薬に頼ればいいと思う

受験勉強が忙しくて受診できなくなることも

自己管理を

アレルギーを管理するのは本人。小学生になったら、自分のことは自分でできるよう、管理の主体を入れ替えていきましょう。学校にいる間、親はみることができません。

スキンケア
運動したあとなど

薬の管理
定期的に飲む薬、発作のときに使う薬など

環境
部屋の掃除や寝具の管理も自分で

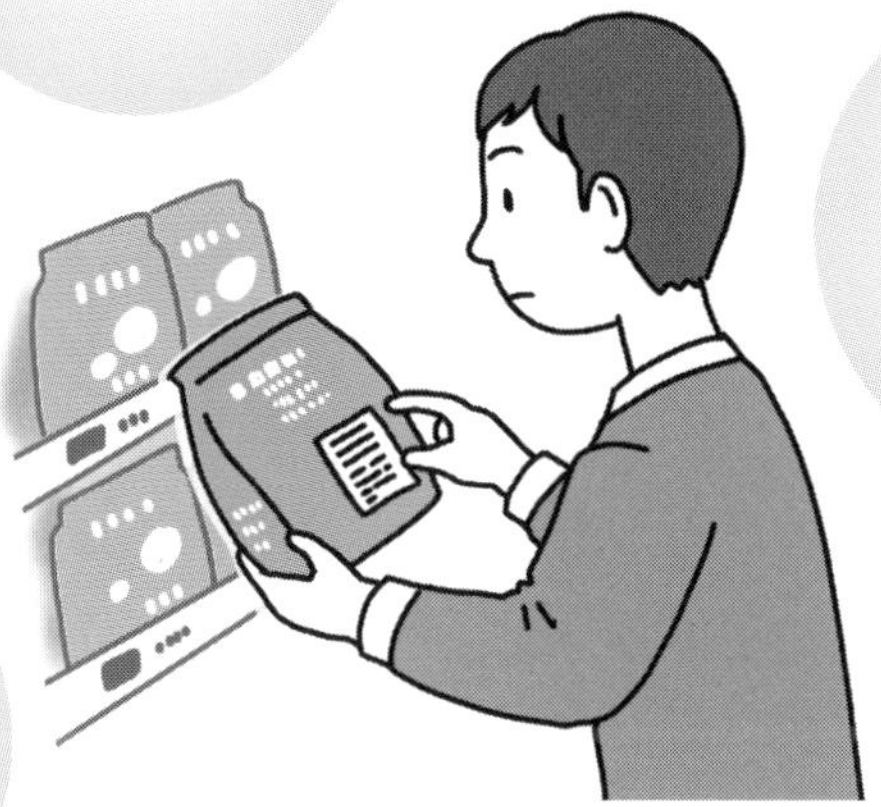

アレルゲンへの注意
食物、ほこり、花粉など

食品表示を本人がチェックできるように、見方を教えておく

誘因をつくらない
なにをしたら症状が出るかをわきまえる

下記の活動はアレルギー症状を引き起こしやすい原因と関係しています。

学校での活動	食物アレルギー	アトピー性皮膚炎	気管支ぜんそく	アレルギー性鼻炎
動物との接触を伴う活動		○	○	○
ダニ・ホコリの舞う環境での活動		○	○	○
花粉の舞う環境での活動		○	○	○
長時間の屋外活動		○	○	○
運動（体育・クラブ活動等）	△	○	○	△
プール	△	○	△	△
給食	○	△		
食物・食材を扱う授業・活動	○	△		
宿泊を伴う校外活動	○	○	○	○

○：注意を要する活動　△：ときに注意を要する活動

出典：『学校のアレルギー疾患に対する取り組みガイドライン〈令和元年度改訂〉』
公益財団法人日本学校保健会
食物アレルギーにはアナフィラキシー含む

情報

アトピービジネスにふりまわされないで

いわゆる民間療法や通常の医療行為以外の治療法は、全部ダメとは言えませんが、注意が必要なものもあります。まず、アレルギー疾患の標準的な治療を基本にしましょう。

アトピービジネス

アトピー性皮膚炎などがはかばかしく改善しないと、別の方法に頼りたくなるもの。そうした患者の心理につけこむ「アトピービジネス」には要注意です。

アレルギーが改善する効果が実証されているものはありません。むしろ、健康食品に含まれる成分がアレルゲンとなりかねません。

特別なものは不要です。低刺激性の石けんを使い、よく洗い流すことが大切です。

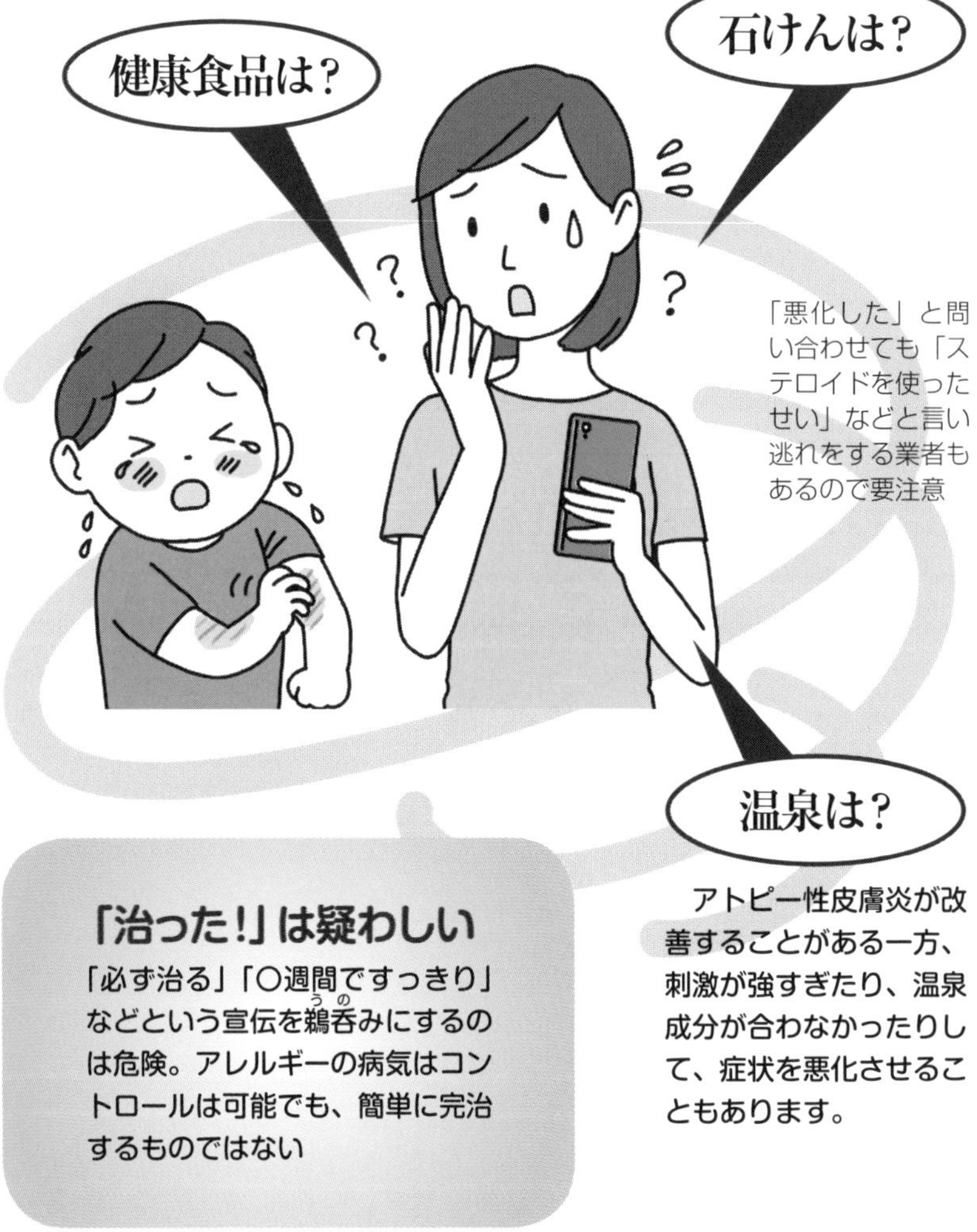

「悪化した」と問い合わせても「ステロイドを使ったせい」などと言い逃れをする業者もあるので要注意

アトピー性皮膚炎が改善することがある一方、刺激が強すぎたり、温泉成分が合わなかったりして、症状を悪化させることもあります。

「治った!」は疑わしい

「必ず治る」「○週間ですっきり」などという宣伝を鵜《うの》呑みにするのは危険。アレルギーの病気はコントロールは可能でも、簡単に完治するものではない

正しい情報を

なかなか治らないと、わらにもすがる思いになり、ついネットで見た商品の宣伝文句にひかれがちです。正しい情報を得るようにしましょう。

本や雑誌
商品の
宣伝記事もある。
信頼できる
情報かどうか
チェック

主治医に聞く
アレルギーの病気は
個人差が大きい。
主治医に
聞くのが安心

ネットの情報
信頼できる
情報かどうか、
発信者を
チェック

おすすめ

アレルギーポータルサイト

日本アレルギー学会と厚生労働省とでつくったウェブサイト。アレルギーの知識、治療ガイドライン、医療機関情報などを調べることができる。
https://allergyportal.jp/
（右記のQRコード）
または
「アレルギーポータル」で検索

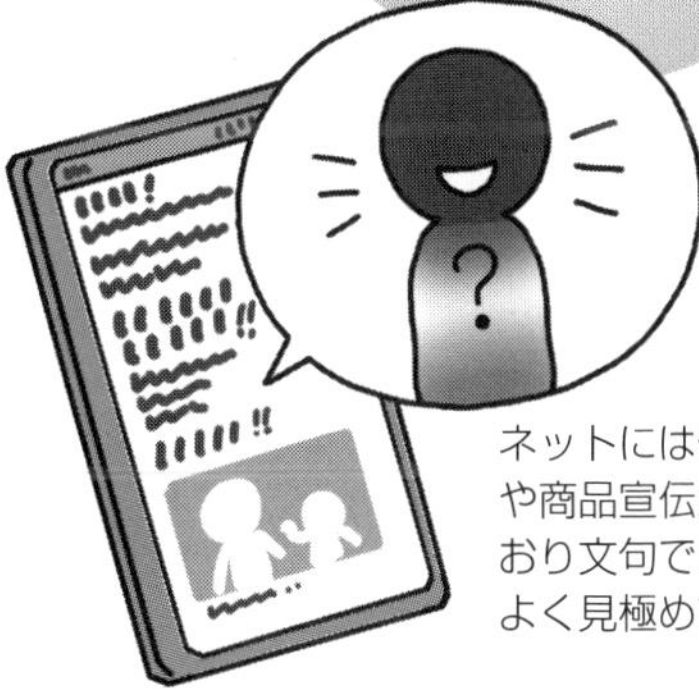

ネットには個人の感想や商品宣伝が満載。あおり文句ではないか、よく見極めて

あまりにも高価なものは用心したほうがいい

「早く治してあげたい」という親や祖父母の切実な思いを利用した「アトピービジネス」といわれる商法が横行しています。巧みな宣伝に心惹かれても、あまりに高価なものには用心しましょう。

「対価に見合った効果があった」と納得できればよいのですが、なかなかそうはいきません。

合う・合わないは個人差が大きい

民間療法のすべてがいかがわしいわけではありません。「かゆみは冷やすとよい」といったお年寄りの知恵は信頼に値するものですし、アロマテラピー、温泉療法なども、効く人がいます。

ただし、合う・合わないは個人差が大きいもの。ある人の症状はたしかによくなっても、同じ製品・方法でひどく悪化してしまう人もいます。

COLUMN

災害時の「非常持ち出し袋」に薬を入れておこう

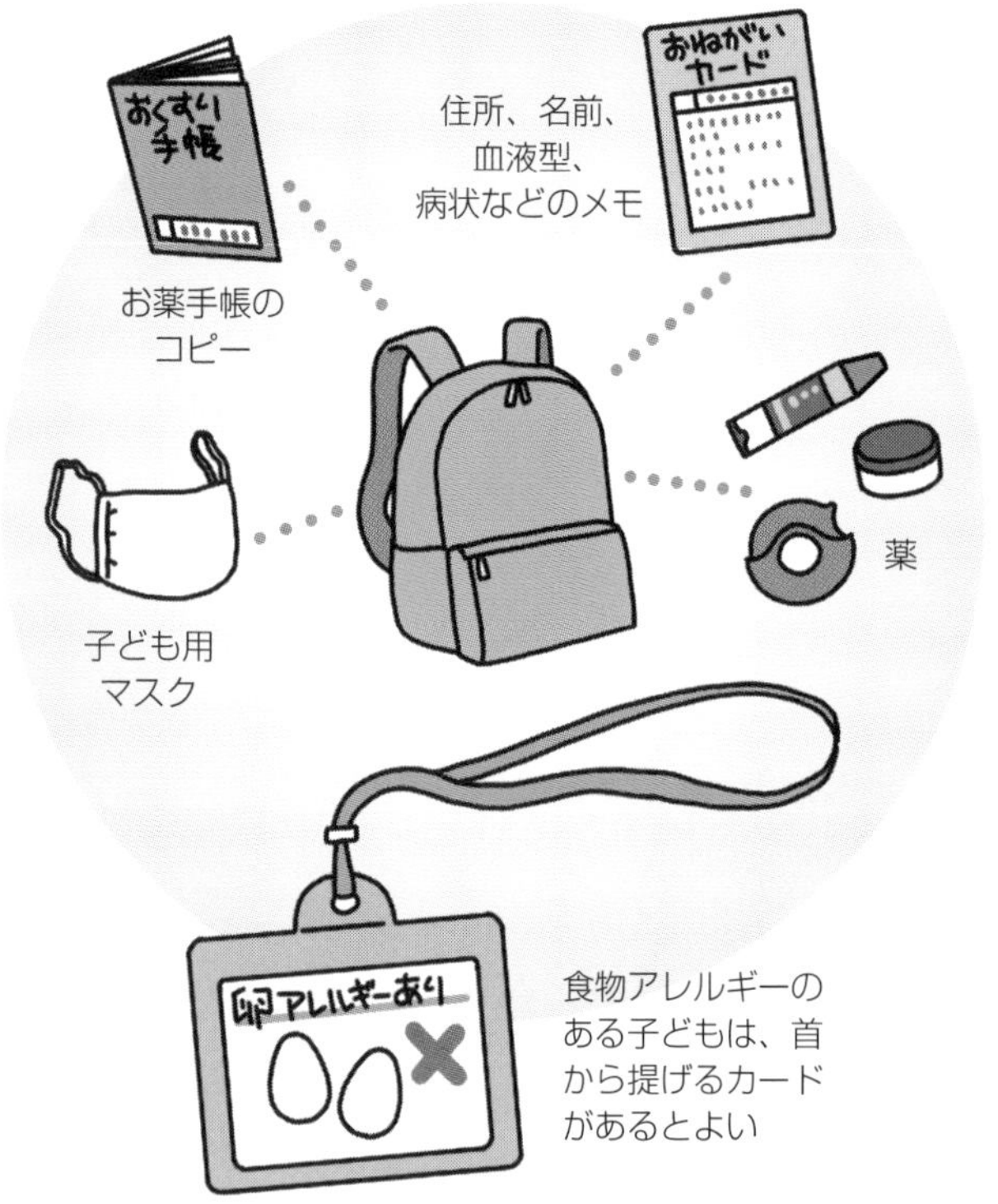

おくすり手帳
お薬手帳のコピー
おねがいカード
住所、名前、血液型、病状などのメモ
子ども用マスク
薬
卵アレルギーあり
食物アレルギーのある子どもは、首から提げるカードがあるとよい

『アレルギー疾患のこどものための「災害の備え」パンフレット』を日本小児臨床アレルギー学会ウェブサイトからダウンロードできる
http://jspca.kenkyuukai.jp/

災害時には自分で自分の身を守る

日本では毎年災害が起こっています。災害時や避難時は環境が変わり、症状が悪化することがあります。災害時には、水や食料などの支援はありますが、アレルギーの薬は簡単には手に入りません。

災害に備えて「非常持ち出し袋」を用意している人もいるでしょう。アレルギーのある人は、そこに薬を入れておきましょう。ぜんそくのある人なら、ふだん使っている薬と発作用の薬、アトピー性皮膚炎なら塗り薬と保湿薬です。手に入りづらくなる食物アレルギー対応食も、用意しておきましょう。

災害から自分の身を守ることは大切ですが、そのあとの避難生活で、アレルギーから自分の身を守ることも大切です。

2

食物アレルギー

必要最小限の食物除去で発育を妨げない

食物アレルギーは
近年患者が増えつづけています。
思いがけないものが食べられなかったり、
ときにはアナフィラキシーになったりします。
素人判断で勝手に食物制限をせず、
きちんと診断を受けることが大切です。

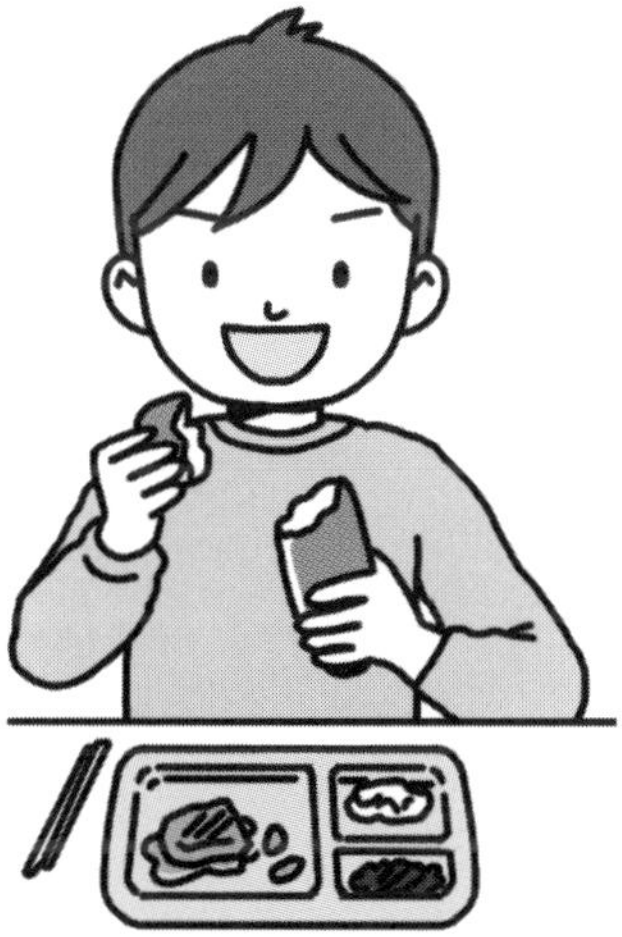

症状①

皮膚、呼吸器のほか全身に症状が現れる

特定のものを食べるとアレルギー反応が起こり、さまざまな症状が生じる食物アレルギー。乳幼児に多く、乳児ではアトピー性皮膚炎と合併していることもあります。

皮膚症状が多く四タイプに分けられる

なんらかの食物を食べたときにアレルギー反応が現れるのが、食物アレルギーです。反応は全身に及びますが、皮膚症状が多いです。とくに、「アナフィラキシー」（↓P36）が現れた場合は、すぐに対応しないと命にかかわることもあります。

食物アレルギーは大きく四タイプに分けられます。このうち、即時型が典型的なタイプです。

乳幼児の食物アレルギーは治ることが少なくありませんが、学童期以降に発症した場合は、治る可能性が低いのが実情です。近年は、花粉症に関係した口腔アレルギー症候群が増加しています。

食物アレルギーの４タイプ

大きく４タイプに分けられ、特殊型はさらに２タイプに分けられます。タイプを知ることで、発症の予測が、ある程度できるようになります。

タイプ		頻度の高い年齢	頻度の高い食物	アナフィラキシーの危険性	耐性獲得（治る可能性）
新生児・乳児消化管アレルギー		新生児期 乳児期	牛乳	低い	高い
食物アレルギーの関与する乳児アトピー性皮膚炎		乳児期	鶏卵、牛乳、小麦など	あり	高い
即時型		乳児期～成人期	年齢によって異なる	高い	鶏卵・牛乳・小麦・大豆などは高く、それ以外は低い
特殊型	食物依存性運動誘発アナフィラキシー	学童期～成人期	小麦、エビ、果物など	とても高い	低い
	口腔《こうくう》アレルギー症候群	幼児期～成人期	果物、野菜など	低い	低い

出典：『食物アレルギー診療ガイドライン2016』

症状の現れ方

食物アレルギーの多くは、原因となる食物を食べてまもなく（2時間以内）症状が現れる即時型として起こりますが、しばらく時間をおいてから症状が出現することもあります。

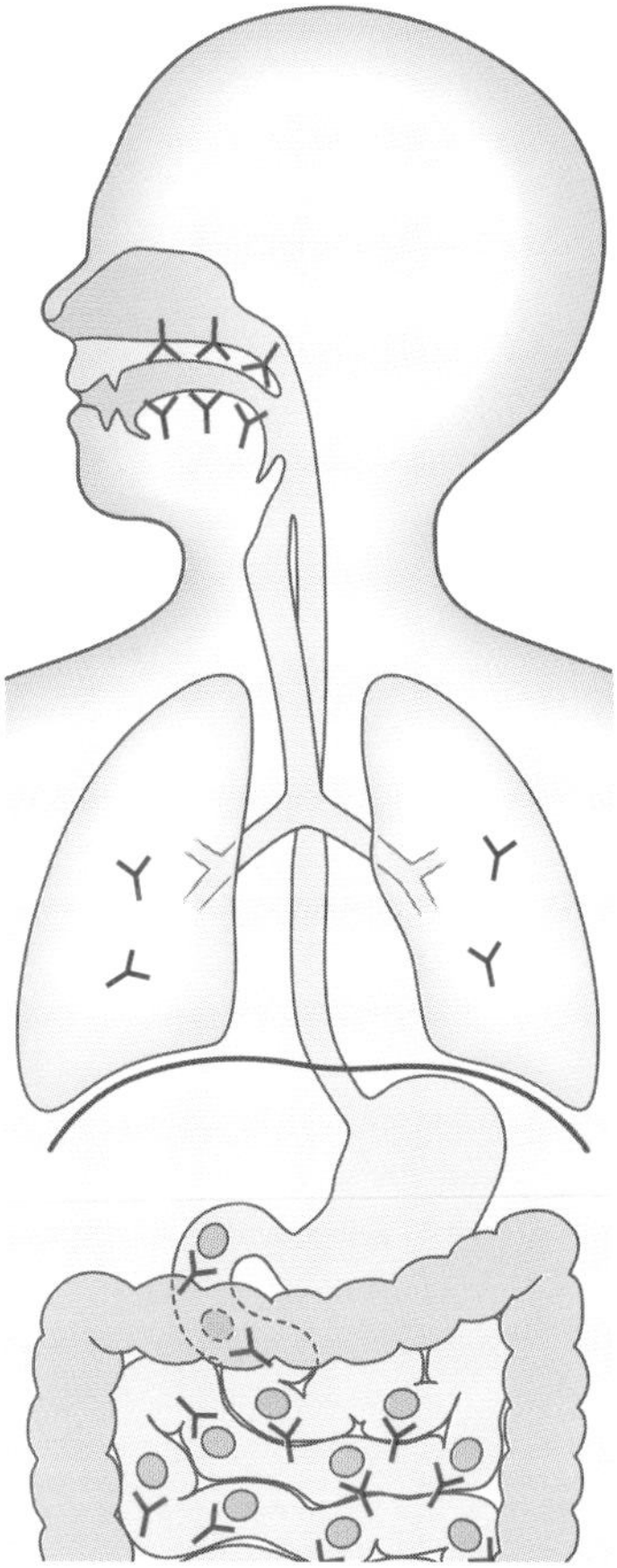

皮膚症状

あかみ、じんましん、はれ、かゆみ、灼熱感《しゃくねつかん》、湿疹

92.0%

粘膜症状

目の充血・はれ、かゆみ、涙、まぶたのはれ、口の中・唇・舌のかゆみ・違和感・はれ、鼻水、鼻づまり、くしゃみ

28.0%

呼吸器症状

のどの違和感・かゆみ・しめつけられる感じ、声のかすれ、飲み込みにくい、せき、「ゼーゼー」「ヒューヒュー」、胸がしめつけられる感じ、息苦しい、唇や爪が青白い（チアノーゼ）

33.6%

ショック（全身症状）

アナフィラキシー、元気がない、ぐったり、脈が速い

10.4%

消化器症状

気持ちが悪い、嘔吐《おうと》、腹痛、下痢、血便

18.6%

出典:調査数2954。複数回答。「平成23年即時型食物アレルギー全国モニタリング調査結果」／消費者庁

腸が吸収したアレルゲンは血流にのって全身に運ばれるため、さまざまな症状が現れる

症状②

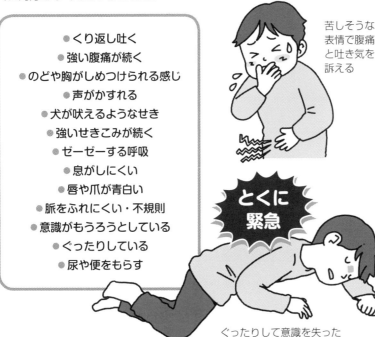

命にかかわる症状「アナフィラキシー」

食物アレルギーでは、アレルゲンとなる食物をとったあと、突然、全身にアレルギー反応が起こり、急激に悪化してしまうことがあります。アナフィラキシーという、危険な状態です。

あっという間に劇症になる

アレルゲンとの接触のあと、全身にわたって起こる急性のアレルギー反応をアナフィラキシーといいます。さまざまな症状が次々と現れ、あっという間に状態が悪化していきます。

ひどくなると「アナフィラキシーショック」といわれるショック症状を引き起こすこともあります。急に血圧が下がり、血液循環が悪くなって全身に酸素が行き届かなくなった結果、さまざまな臓器が機能不全に陥る状態。最悪の場合、死に至る危険性もあります。

ショック状態になる前に、アドレナリンの筋肉注射をおこなうことが大切です(→P38)。

アナフィラキシーの症状

全身にさまざまなアレルギー症状が現れます。ひどくなるとショック症状を引き起こします。下記の症状は緊急性が高く、すぐに対応しなくてはいけません。

- くり返し吐く
- 強い腹痛が続く
- のどや胸がしめつけられる感じ
- 声がかすれる
- 犬が吠えるようなせき
- 強いせきこみが続く
- ゼーゼーする呼吸
- 息がしにくい
- 唇や爪が青白い
- 脈をふれにくい・不規則
- 意識がもうろうとしている
- ぐったりしている
- 尿や便をもらす

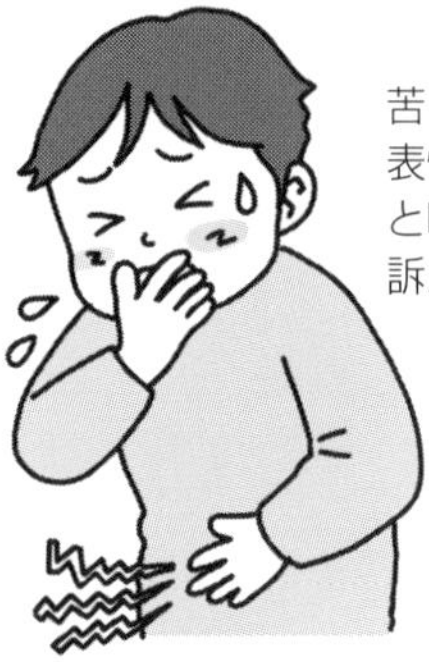
苦しそうな表情で腹痛と吐き気を訴える

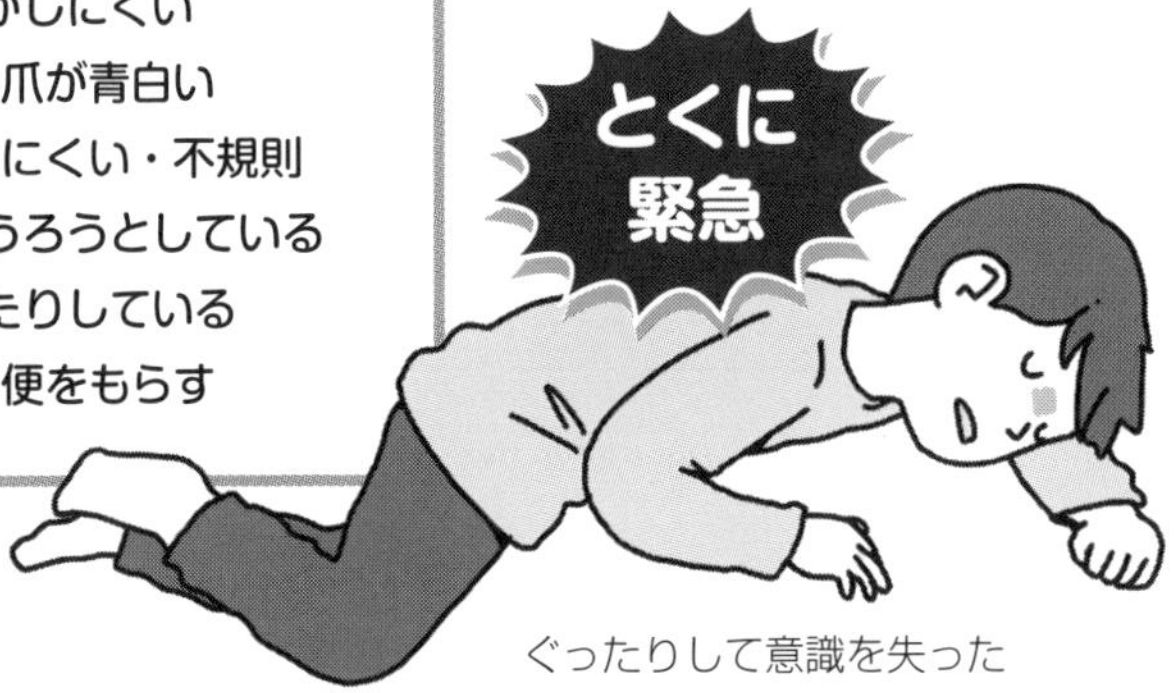

ぐったりして意識を失った

食物依存性運動誘発アナフィラキシー

特定の食物プラス運動で起こるアナフィラキシーです。皮膚に現れるじんましんから始まり、次々とアナフィラキシーの症状が現れます。急激に血圧が下がり、ショック状態になることもあります。

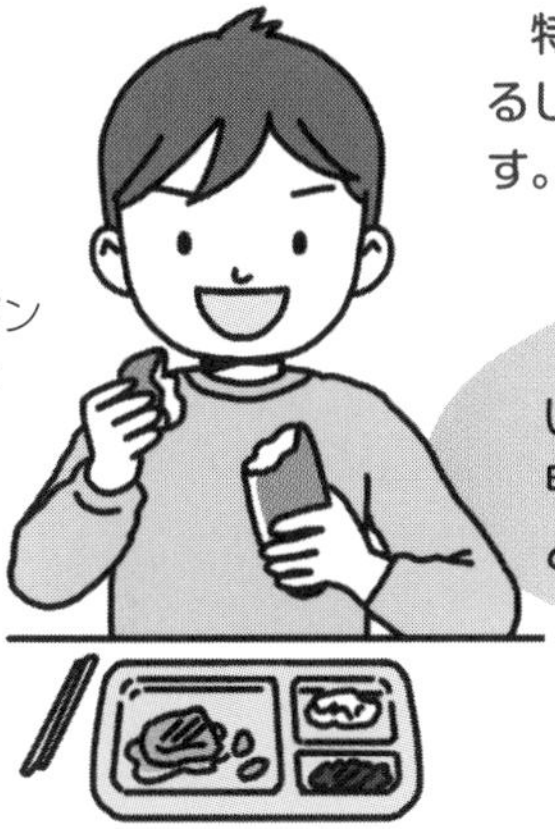

給食のパンを食べた

食事

いちばん多いのは小麦、ついでエビなどの甲殻類だが、そば、魚介類、果物、野菜など、さまざまな食物が原因になりうる

＋

運動

食後２時間以内に心拍数が上がるような比較的激しい運動をおこなう。食後１時間未満に運動開始した場合がとくに多い

↓

発症

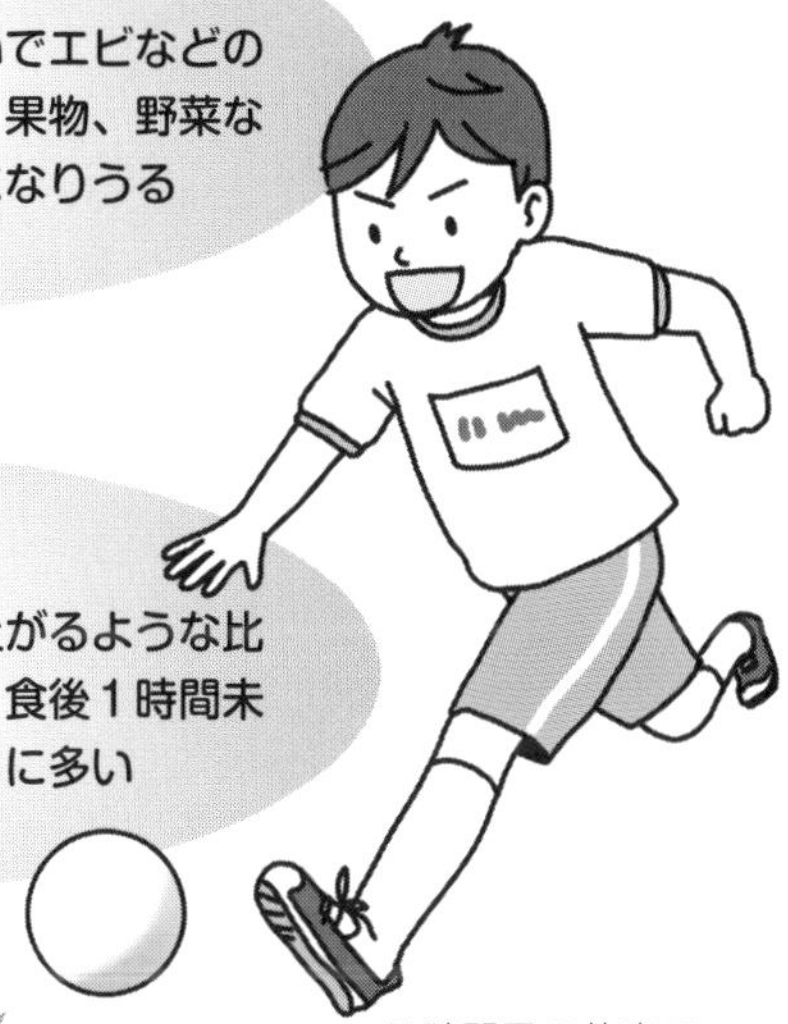

５時間目の体育でサッカーをした

運動で誘発されるアナフィラキシーも

アナフィラキシーのなかには、食後まもなく運動をしている最中に突然発症する「食物依存性運動誘発アナフィラキシー」があります。食事だけ、運動だけではなにも起こらず、二つが組み合わさったときに発症します。

なにを食べると発症するのか予測がつかないため、初回は本人も周囲も動揺しがちです。通常のアナフィラキシー同様、落ち着いてすばやく対応を（→P38）。二回目以降は、運動するなら原因食物を食べない、食べたら二時間以内には運動しないことで防げます。

ほかの病気の薬にも注意を

食物アレルギーのある子は、薬が含む微量の卵成分や牛乳成分に反応してしまうおそれがあります。市販のかぜ薬にも使われる塩化リゾチームは、卵白由来の成分です。

牛乳の成分カゼインが、内用薬や虫歯予防成分のリカルデントに使われていることもあります。

薬の使用や、歯科を受診する際は、アレルギーがあることを必ず医師に伝えてください。

このほか、昆虫で起こることもあります（→ P50）。

即時対応

「アナフィラキシー」にはすぐに薬を使う

アナフィラキシーが起こってしまったら、一刻も早い手当てが必要です。状態悪化を防ぐための応急処置を施し、すぐに医療機関にかかってください。

すぐにすること

本人も周囲も動揺しがちですが、あせらずに行動しましょう。

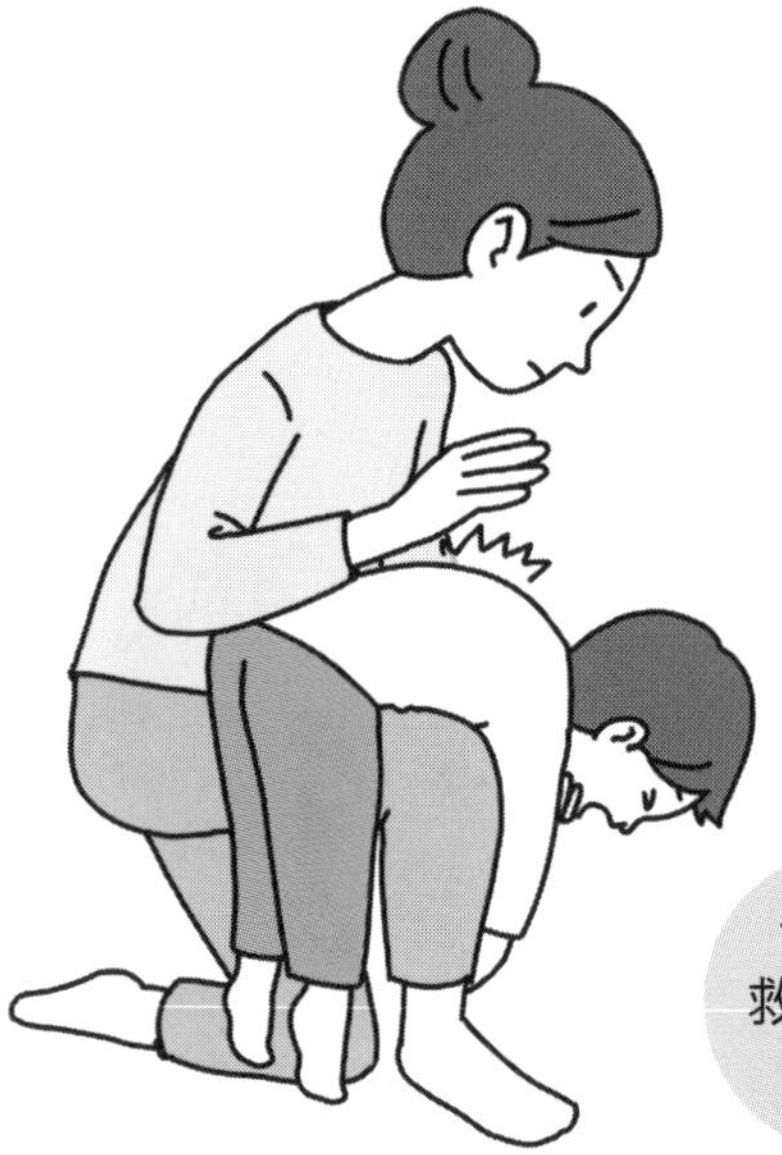

① 本人を安静にして、助けをよぶ。食べ物が口の中に残っている場合、自分で吐き出させるか、背中を強く叩いて吐かせる。ただし、意識がないときは無理にしなくてよい

すぐに救急車をよぶ

② 口をすすがせたあと、あおむけに寝かせる。血圧が低下して、ぐったりしているようなら、足を15～30㎝ほど高くする姿勢をとらせて血液循環を促す

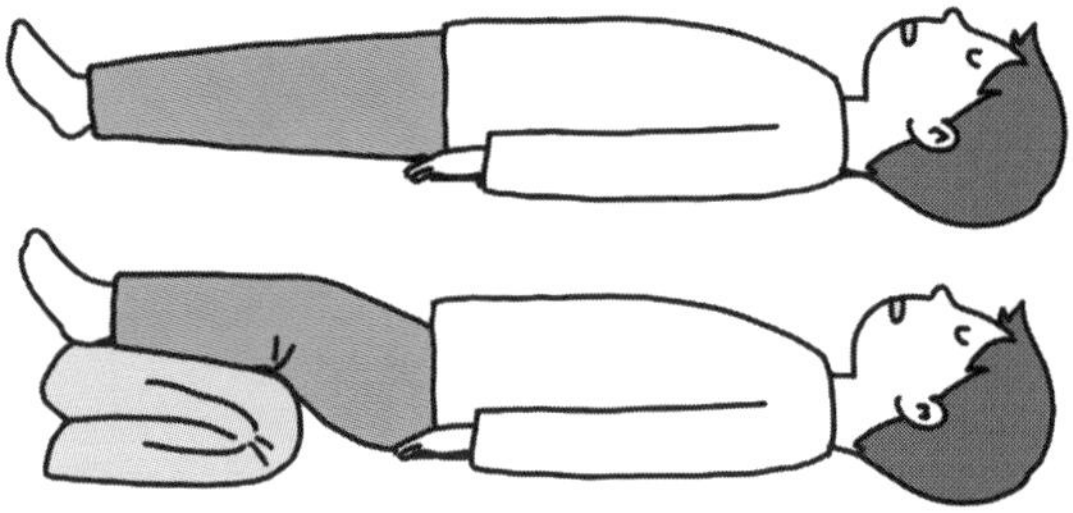

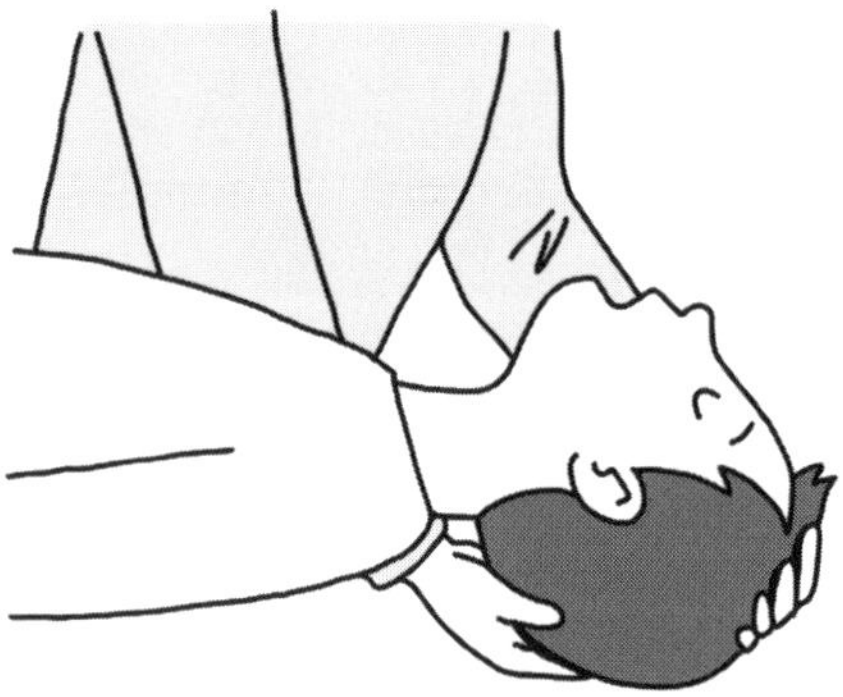

③ 意識障害がみられるときには、窒息を防ぐため、あおむけに寝かせたまま下あごを持ち上げ、同時に頭を少し反らせるようにして空気の通りをよくする（気道確保）

④ 症状が落ち着き、容態が回復しても、必ず医療機関で治療を受けさせる

エピペンを使う

アナフィラキシーの症状をやわらげるには、アドレナリンを投与するための自己注射薬、エピペンを使うのが効果的です。

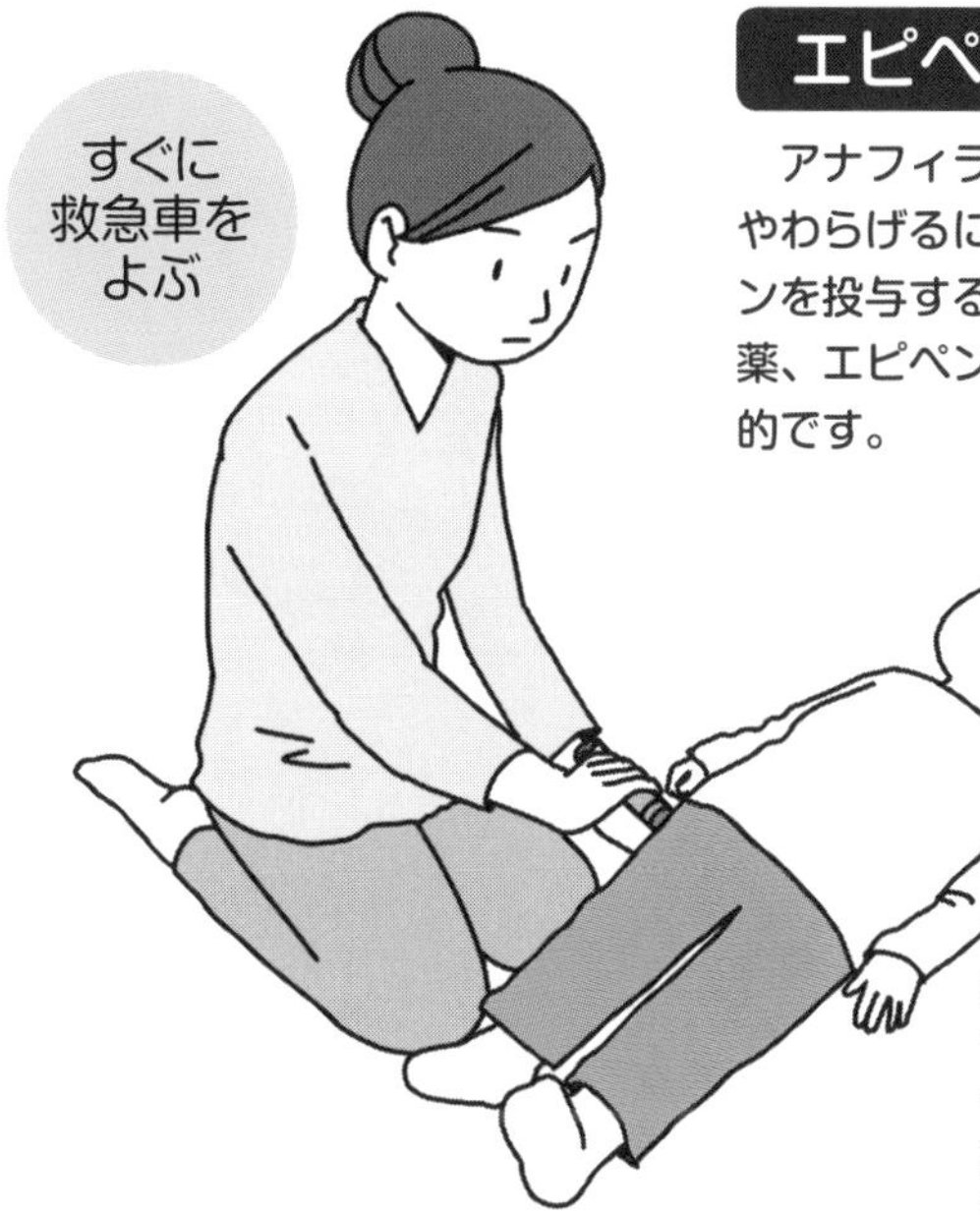

注射器の先端を太ももの前外側に強く押しつける。緊急の場合は服の上からでも注射可能

エピペンの使い方

なるべく早い段階で太ももの前外側に注射します。大人が介助して注射します。

中学生になれば本人が打ってもいいでしょう。

注意すること

投与のタイミングや症状の重さによっては、十分な効果が得られないこともあります。効果があった場合も、あくまでも応急処置にすぎません。注射後は医療機関での治療が必要です。

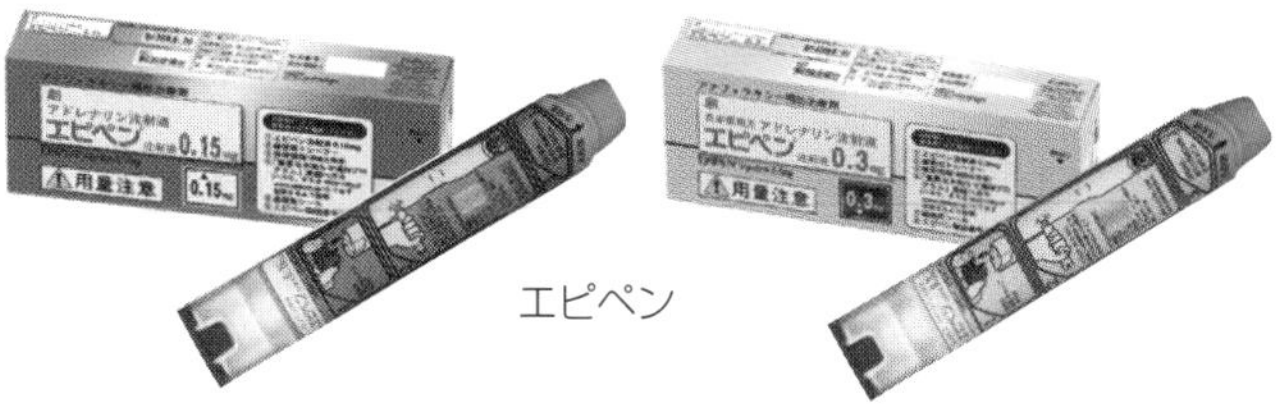

エピペン

なるべく早い処置が必要

アナフィラキシーを起こしたことがある、またはその危険性が高いと判断された場合は、緊急用の自己注射薬（エピペン®／以下®省略）や、抗ヒスタミン薬とステロイドなどの内服薬が処方されます。アナフィラキシーに気づいたら、エピペンなどの薬をできるだけ早く使い、医療機関で治療を受けるまでの重症化を防ぎます。

症状が落ち着いても数時間後に再び悪化することがあるので、しばらく一人にしないでください。

学校へ持参するなら

エピペンの成分はアドレナリンという物質で、強い作用があります。あやまって症状がないときに使ったり、ほかの子の手にふれたりしないよう、保健室などで保管しておいてもらうとよいでしょう。緊急時の対応を含め、養護の先生と、相談しておきます。

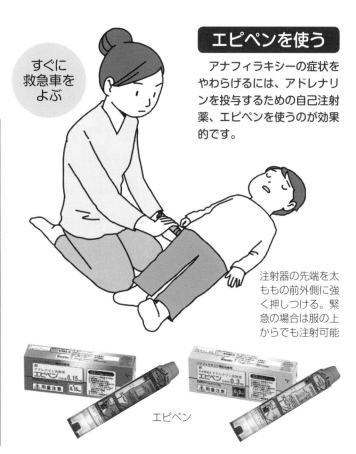

原因

腸が未熟で食物を異物ととらえてしまう

食物でアレルギー反応が起こるのは、なんらかの原因で食物に対するＩｇＥ抗体がつくられることです。乳幼児では腸の消化吸収の働きが未熟なため、原因食物が体内に入り、症状が誘発されます。

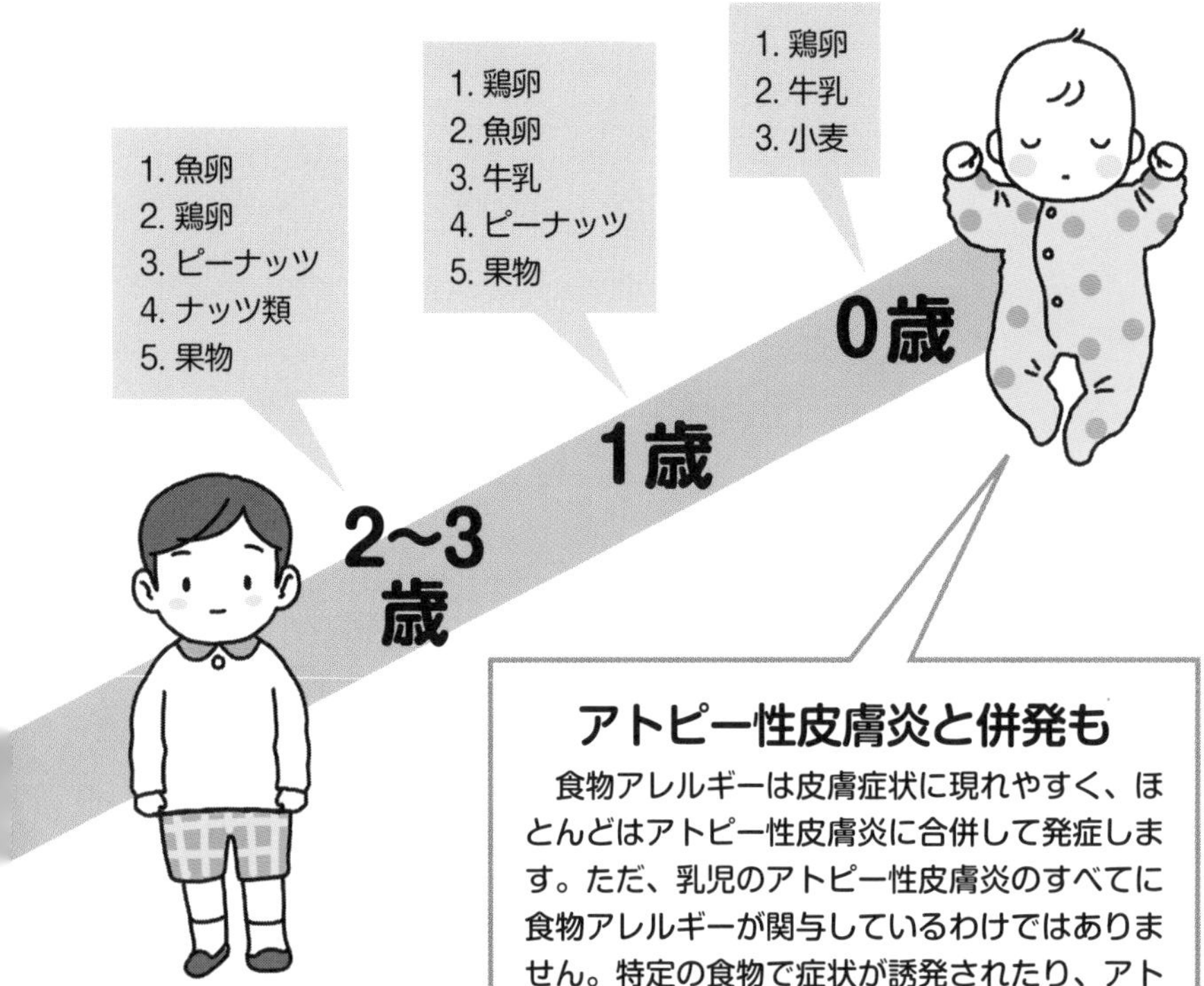

0歳
1. 鶏卵
2. 牛乳
3. 小麦
1歳
1. 鶏卵
2. 魚卵
3. 牛乳
4. ピーナッツ
5. 果物
2〜3歳
1. 魚卵
2. 鶏卵
3. ピーナッツ
4. ナッツ類
5. 果物

幼児期以降に食物アレルギーを発症した場合、アトピー性皮膚炎を併発している例はそれほど多くない

アトピー性皮膚炎と併発も

食物アレルギーは皮膚症状に現れやすく、ほとんどはアトピー性皮膚炎に合併して発症します。ただ、乳児のアトピー性皮膚炎のすべてに食物アレルギーが関与しているわけではありません。特定の食物で症状が誘発されたり、アトピー性皮膚炎が重い場合には、離乳食を始める前に検査をしておきましょう（→P43）。

妊娠中の食事制限は無効

離乳食を始めていないのに子どもに食物アレルギーがあり、湿疹に苦しんでいると、「妊娠中の食事が悪かったのでは」と自分を責めるお母さんがいます。けれど、妊娠中、母親が食事制限をしても食物アレルギーの発症は減らないことが、研究でわかっています。かたよりのない食事をとることのほうが大切です。

すでに湿疹等の症状があって食物との関連が疑われる場合、授乳中の食事除去と離乳の進め方は、医師に相談しましょう。

症状がない赤ちゃんは、離乳は六ヵ月ぐらいから、普通に進めてかまいません。

経過

アレルゲンになる食物の種類には、年齢による違いがみられます。主な原因食物を年齢別に上位のものを挙げてみます。

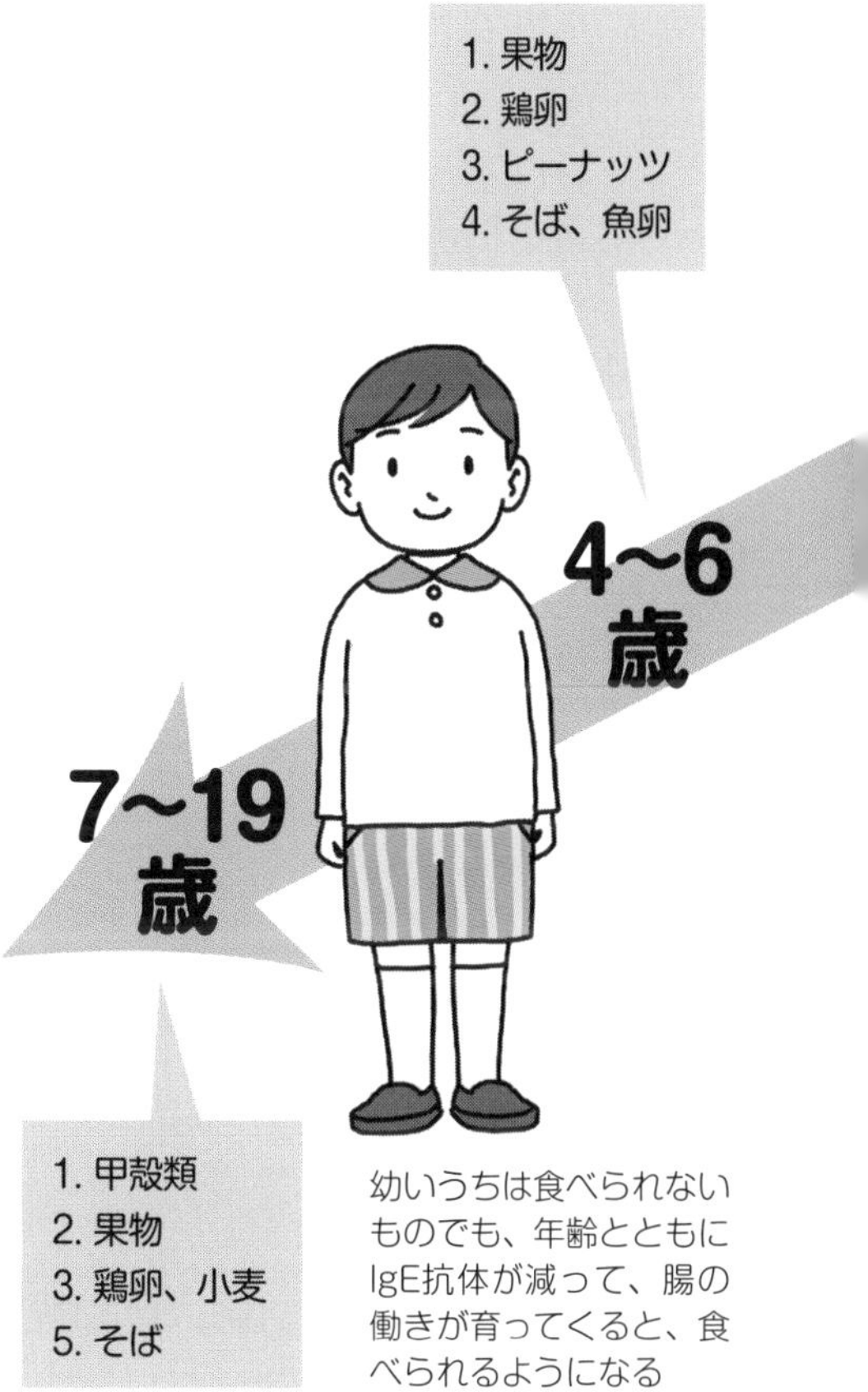
1. 果物
2. 鶏卵
3. ピーナッツ
4. そば、魚卵
4~6歳
7~19歳
1. 甲殻類
2. 果物
3. 鶏卵、小麦
5. そば

幼いうちは食べられないものでも、年齢とともにIgE抗体が減って、腸の働きが育ってくると、食べられるようになる

食べられないものは年齢によって変化する

食物は生きていくために不可欠なもの。ところが消化吸収の機能が未熟だったり、免疫反応が過剰だったりすると、食物中の成分を十分に消化しないまま吸収し、異物と認識してしまいます。異物を排除するために起こる反応が食物アレルギーです。

体にとって異物となる食物がアレルゲンになるわけですが、なにがアレルゲンになるかは、それぞれの子によって違い、同じ子でも年齢によって変わります。

食品に表示が求められている食物

鶏卵	いか	大豆
牛乳または乳製品	いくら	鶏肉
小麦	オレンジ	バナナ
そば	カシューナッツ	豚肉
ピーナッツ	キウイ	まつたけ
えび	牛肉	モモ
かに	くるみ	山いも
	ごま	リンゴ
アーモンド	さけ	ゼラチン
あわび	さば	

赤字：義務。食物アレルギーの症例数が多いか重症になるもの
太字：推奨。食物アレルギーが比較的起こりやすいもの

出典：日本小児アレルギー学会『食物アレルギー診療ガイドライン2016（2018年改訂版）』

検査

制限する食物、解除する食物をチェック

どの食物がアレルゲンになっているのか、どのような治療を進めていくかを決めるためには、検査と正しい診断が必要です。なかでも、食物経口負荷試験は、今後も定期的におこなう必要があります。

検査のうえ診断

問診と検査から、原因の食物がわかったら、その食物を除去してみます。効果があった場合、食物経口負荷試験でアレルゲンを特定し、診断を確定します。

問診
いつ、どんなときに、どんな症状が起きたか、原因と思われる食物はなにか、ほかに病気があるか、アレルギーの家族がいるかなど

→

血液検査、皮膚テスト
血液検査で、アレルゲンの疑いがある食物に対するIgE抗体の量などを調べる。皮膚テストで、アレルギー反応の出方をみる

▼

原因となる食物が

- わかる → **原因食物の除去**
  - **効果なし** ▼ **専門医に受診** ▼ **これまでの検査を見直してやり直す**
  - **効果あり** ▼ **除去を続ける** ▼ **食物経口負荷試験をおこなう**
- わからない → **食物経口負荷試験をおこなう**

食物日記をつけてみよう

時間別に食べたものと、どんな症状がどこに出たかを記録しておくと、診断の参考になります。食べたものは献立、使った食材のほか、調味料もすべて記入し、市販食品は食品表示ラベルをとっておきます。

食物経口負荷試験

避ける食物を特定するためと、治療の進め方（→Ｐ44）をみるためにも、おこないます。

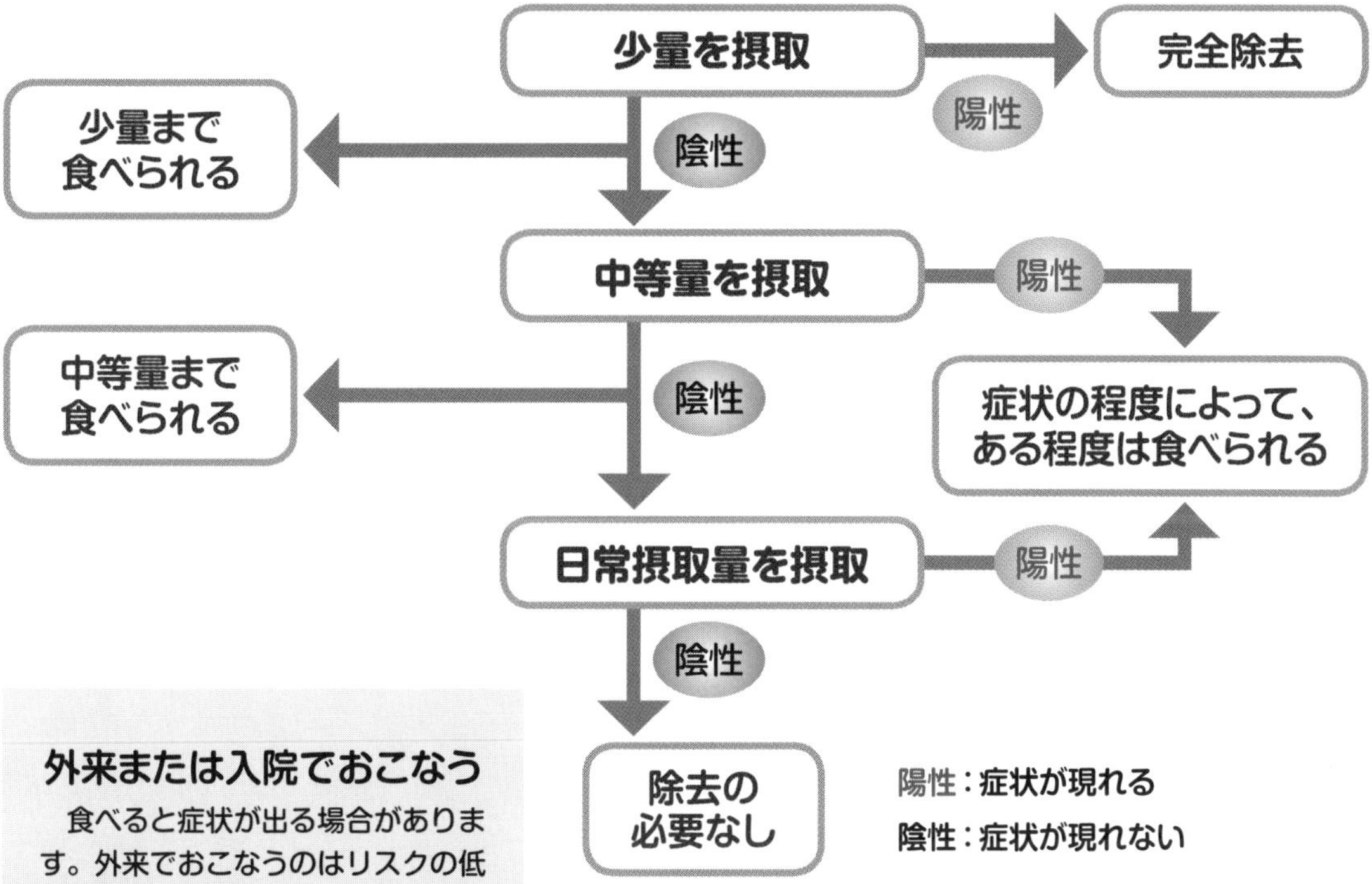

陽性：症状が現れる
陰性：症状が現れない

外来または入院でおこなう

食べると症状が出る場合があります。外来でおこなうのはリスクの低いものに限ります。基本的には入院管理でおこないます。

以下の乳児は早めに検査を

- 生後１～２ヵ月に湿疹を発症
- 顔に湿疹が出ている
- かゆみが強い
- ステロイドを塗っても治らない。あるいは再発をくり返す

きちんと検査をすることが大切

食物アレルギーでは、きちんと検査をおこない、避けるべき食物を特定する必要があります。血液検査と皮膚テストで原因食物が特定できることはありますが、特定できない場合は、食物経口負荷試験で特定します。原因食物の除去で効果があった場合も、安全に食べられる量をみるなどの目的で、食物経口負荷試験をおこないます。

特定の食物で症状が出た乳幼児の湿疹が重症で、よくならない場合には検査を受けましょう。

治療

原因食物の除去を進め、定期的な検査を

食物アレルギーの治療は、日常的な食事の管理。アレルゲンとなる食物を必要最小限に除去することが基本です。定期的に食物経口負荷試験をおこないながら、食べられるようになることをめざします。

原因食物の除去を基本にした治療

アレルゲンとなっている食物を食べない除去が基本で、日常的に使う薬はありません。

原因食物の除去

日々の食生活から、アレルゲンとなっている食物を取り除き、食べないようにする方法です。除去の程度や範囲、除去する期間などは、人によって異なります。

厳しい除去

ごく少量の食物アレルゲンで症状がひどく悪化する場合などは、添加物まで含めて徹底的に除去

軽めの除去

アレルゲンの食物は必ず加熱して食べる、アレルゲン作用の弱い低アレルゲン食品を使うなど

＋

アトピー性皮膚炎の治療

アトピー性皮膚炎が合併している場合、原因食物の除去だけでなく、スキンケアと外用薬による治療も続け、皮膚症状をコントロールしていきます。

補助的な薬物療法

除去だけでは効果が不十分な場合や、誤飲などで症状が出現した場合には、抗ヒスタミン薬を補助的に用います。

除去を進めながら定期的な検査を

食物アレルギーでは、必要最小限の原因食物の除去を進める一方、定期的に検査をくり返していきます。血液検査でIgE抗体が陽性でも、症状を起こさず食べられるようになっていることもあるので、食物経口負荷試験は必須です。

試験の結果と症状の程度から、食べていい量が示されます。上手に管理しているうちにIgE抗体が低下し、腸の機能が育って、原因食物を消化吸収できるようになっていることも多いです。

自然に改善しない場合、専門の医療機関で「経口免疫療法」をおこなうことがありますが、まだ一般的ではありません。

食事の管理

●量は例で個人差あり

食物経口負荷試験の結果に基づき、指導された量まで食べさせます。必要以上に除去する食物を増やさないことが大切です。正しい診断に基づいて、必要最小限の原因食物を除去します。

食べられる範囲

症状が誘発された食物でも、症状を誘発しない範囲の量や、加熱・調理によって食べられるものは除去しない

少量

鶏卵：加熱した卵黄１個
（加熱した全卵1/32個）
牛乳：３mL
小麦：うどん２～３ｇ

鶏卵は、卵白がアレルゲンとなることが多い

中等量

鶏卵：加熱した全卵
1/8～1/2個
牛乳：15～50mL
小麦：うどん15～50ｇ

日常摂取量

鶏卵：加熱全卵１個
牛乳：200mL
小麦：うどん200ｇ
６枚切り食パン１枚

原因食物だけ除去

過剰な除去をせず、必要最小限の食物除去にする

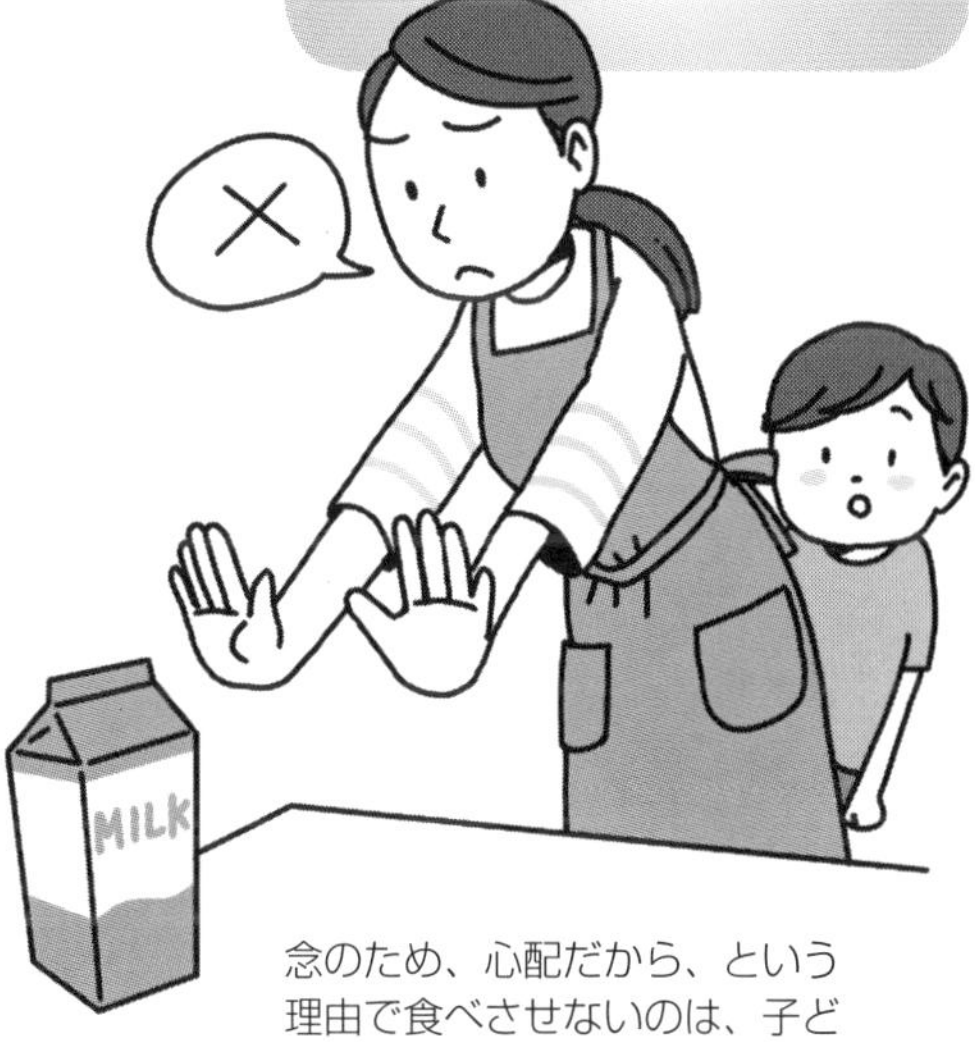

念のため、心配だから、という理由で食べさせないのは、子どもにとってマイナスになりうる

定期検査のスケジュールの目安

	3歳未満	3歳以上 6歳未満	6歳以上
血液検査	6ヵ月ごと	6ヵ月～ 1年ごと	1年ごと または それ以上
食物経口 負荷試験	6ヵ月～ 1年ごと	1～2年ごと	2～3年ごと または それ以上

自己管理

代替《だいたい》食品を使い、除去は必要最小限に

「アレルギーがこわいから」と、あれもこれも食べないようにしていると、発育に影響するおそれがあります。本当に除去が必要なものだけを避けるようにしていきます。

栄養指導を受ける

医師の診断にもとづいて、病院にいる管理栄養士が細かい栄養指導をおこないます。

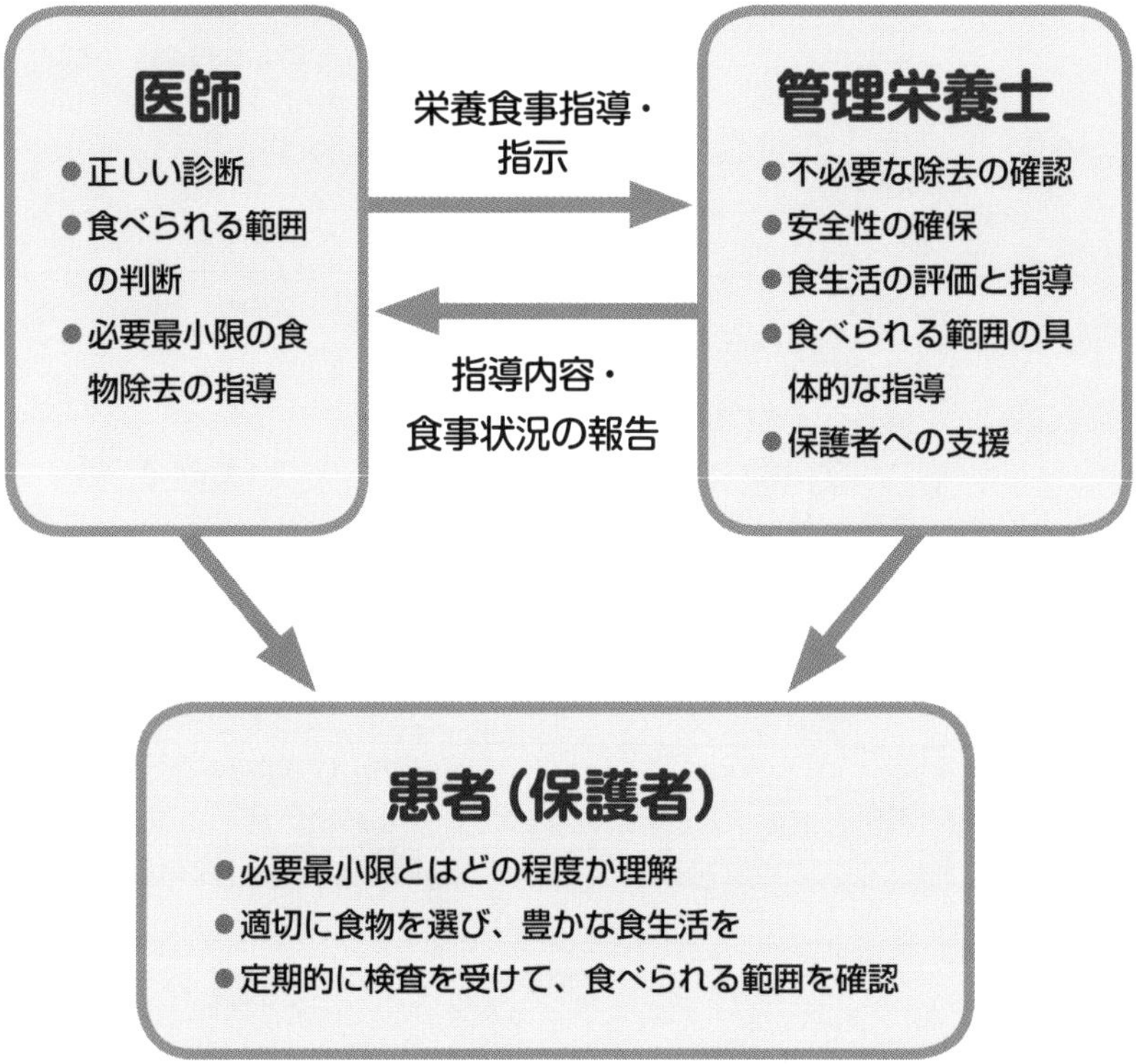

医師
●正しい診断
●食べられる範囲の判断
●必要最小限の食物除去の指導
栄養食事指導・指示
指導内容・食事状況の報告
管理栄養士
●不必要な除去の確認
●安全性の確保
●食生活の評価と指導
●食べられる範囲の具体的な指導
●保護者への支援
患者（保護者）
●必要最小限とはどの程度か理解
●適切に食物を選び、豊かな食生活を
●定期的に検査を受けて、食べられる範囲を確認

名　称	焼菓子
原材料名	小麦粉（国内製造）、砂糖、バター、ミックスジャム（還元水あめ、砂糖、りんご、いちご、コーンスターチ）、パイ生地（小麦粉、バター、食塩）、ショートニング、ココアパイ生地（小麦粉、バター、ココアパウダー、食塩）、液全卵、ココナッツ、アーモンドパウダー、クランベリー洋酒漬け（ドライクランベリー、砂糖、洋酒）、全粉乳、液卵白、食用油脂、小麦でん粉、アーモンド、液卵黄、ピスタチオパウダー、加糖れん乳、ココアパウダー、洋酒、クリーム、粉末水あめ、抹茶、インスタントコーヒー、食塩、乾燥卵白、コーンスターチ、米酢／ソルビトール、膨張剤、香料、糊料（増粘多糖類：オレンジ由来）、酸味料、着色料（紅麹、カロチノイド）、酸化防止剤（V.E）、乳化剤（大豆由来）
内 容 量	25個
賞味期限	20.10.09
保存方法	直射日光、高温多湿をお避けください。

原材料の表示に注意

厳しい除去が必要な場合にチェックしたいのは、市販食品のラベル。P41の赤字の食品は添加物や製造過程での混入の可能性がある場合でも表示義務があり、太字の食品は表示が推奨されている

発育に影響しないように

一度、重いアレルギー症状を経験すると、親も本人も用心深くなりがちですが、除去のやりすぎは禁物です。乳幼児期は成長がいちじるしい時期。発育に必要なカロリーや栄養が不足しないよう、食物の除去はつねに最小限にとどめておきます。

原因となった食物も、加熱すれば食べられることもあります。医師や管理栄養士と相談しながら、食べられるものを増やしていくことも大切です。

食物アレルギーのある子が増えるとともに、アレルゲン除去食品も増えてきました。市販品でも多くの種類がありますから、利用するのもよいでしょう。

代替食品を使う

アレルゲンになりがちな、牛乳、小麦、卵、大豆などは、発育に必要なカロリーや栄養の重要な供給源です。同じ栄養をもつほかの食品で代替したり、アレルゲン除去食品を利用したりします。

牛乳がダメ

- 豆乳を利用する
- アレルギー用ミルク（アレルゲン除去ミルク）を使う

卵がダメ

- 肉、魚、牛乳でたんぱく質を補う
- 加熱すれば食べられる子も

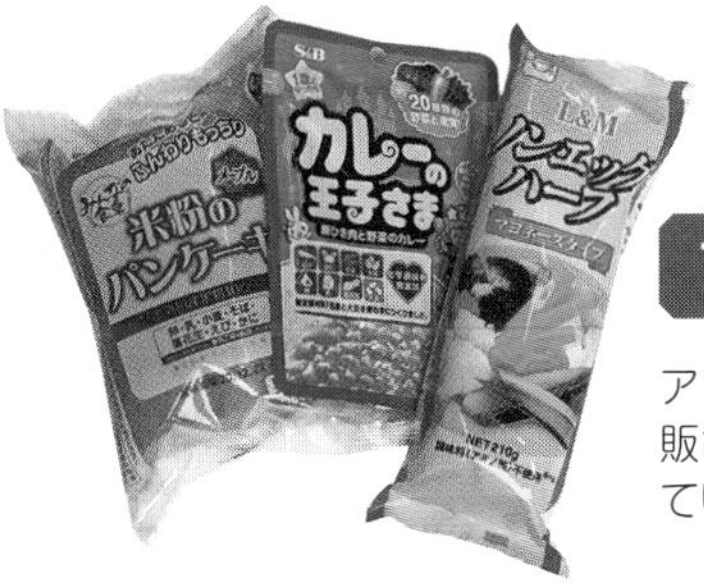

アレルゲン除去食品

アレルゲンを除去した食品が市販されている。なにが除去されているか、表示を確認する

園や学校で注意することは先生と情報共有

園や学校へは希望を伝えるだけでなく、正しい診断を受けたうえで、診断書を提出しておきます。

給食は集団なので個別の対応ではなく、完全除去の給食が提供されます。誤食がありうるので、本人が自分で避けるべきものを見分け、対処できるように、くり返し教えておく必要があります。そのほか、授業などで注意したいのは以下のものです。

- 調理実習
- 卵の殻を使う授業：工作など
- そば・うどん打ち体験
- 小麦粘土を使う図工授業
- 豆まきの行事

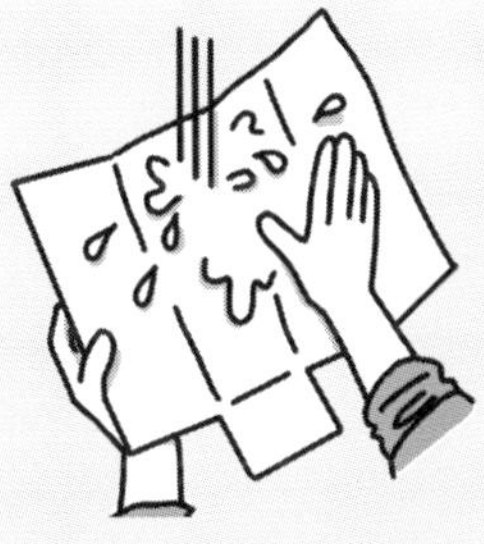

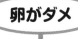

リサイクルのための牛乳パック洗浄は要注意。そばで見ているだけで発症する子もいる

関連する病気

新しいタイプ。花粉-食物アレルギー症候群

特定の果物や野菜などを食べると口の中がヒリヒリしたり、かゆくなったりする「口腔アレルギー」。なかでも花粉症のある人に起こる「花粉-食物アレルギー症候群」が増えてきています。

口腔アレルギー

原因となる食物を食べると、口やのどの粘膜に症状が現れます。

〈アレルギー反応を起こしやすいもの〉

バナナ　キウイ　セロリ　さけ
リンゴ　メロン　ニンジン　えび
モモ　イチゴ　トマト　かに　など
ナシ　スイカ　さば

↓

花粉症ある
もともとシラカンバやハンノキなどの花粉症がある

↓

花粉症ない
花粉症はない。花粉症が軽度で気づいていないことや、仮性アレルゲンの可能性もある

↓

花粉－食物アレルギー症候群

〈発症〉
口の中のかゆみやヒリヒリ感、唇のはれなど口腔粘膜の症状が多い。鼻水や眼のかゆみ、腹痛や下痢なども。まれだがアナフィラキシーを起こす危険性もある

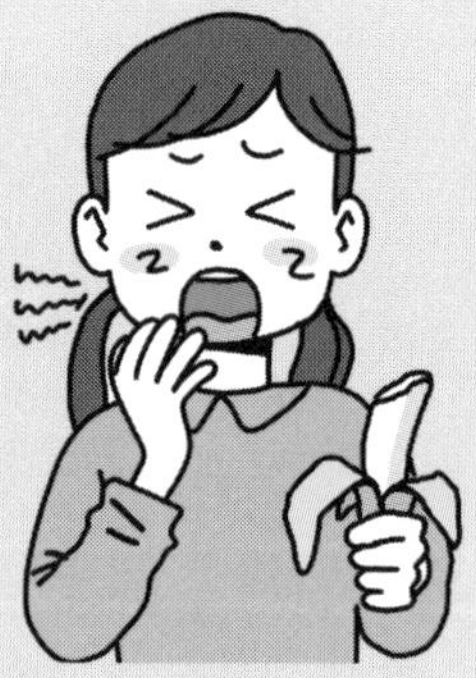

「口の中が痛い」と言う子も

症状を起こす食物を避けるしかない

口腔粘膜に起こる症状を中心にした「口腔アレルギー」は、近年増加している食物アレルギーのタイプです。そのほとんどは、花粉症があって果物や野菜でアレルギー症状が出る「花粉ｰ食物アレルギー症候群」です。

多くの口腔アレルギーは、学童期から成人にかけて発症します。幼児期の食物アレルギーから口腔アレルギーへの移行も少なくありません。さらに花粉症へ移行することがあります。

対策としては、症状を起こす果物や野菜を食べないようにするしかありません。

ただ、ジャムなどの加工品にしてあったり、加熱したりすれば、食べられることもあります。また、緑色のキウイが食べられなくても、ゴールドのキウイなら食べられるという子もいます。

花粉と食物アレルギーの関係

果物や野菜に含まれる成分のなかに、花粉に含まれるアレルギーの原因物質と似ているものがあります。花粉症のある人は、その成分に反応してしまいます。

	花粉と似た成分がある果物・野菜
ヒノキ スギ	トマト
シラカンバ ハンノキ	リンゴ、モモ、サクランボ、イチゴ、大豆、ピーナッツ、キウイ、じゃがいも、ニンジン
イネ科 （カモガヤ、チガヤ）	メロン、スイカ、トマト、キウイ、オレンジ、じゃがいも、ピーナッツ
ブタクサ ヨモギ	メロン、スイカ、バナナ、セロリ、ニンジン

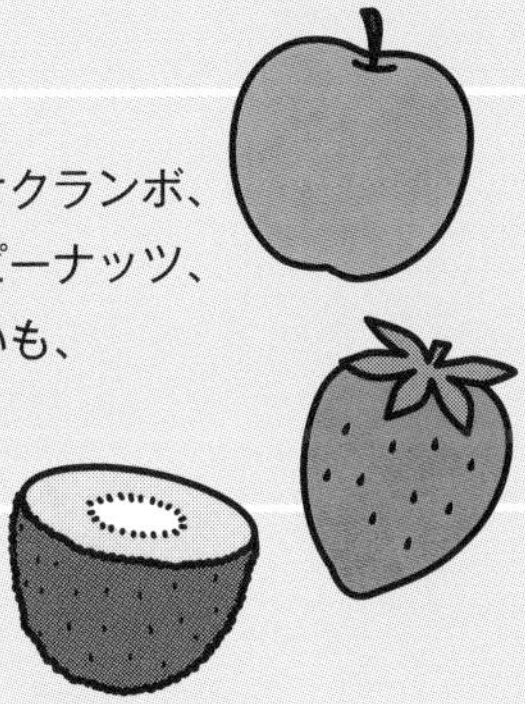

仮性アレルゲン

山いも、里いも、パルメザンチーズ、鮮度の落ちた青魚、トマト、キウイなどで、かゆみや発疹などを起こすことがあります。

これらは食物じたいに、かゆみ物質のヒスタミンなどの化学伝達物質が含まれているためです。IgE抗体が関与していないので、仮性アレルゲンといいます。

COLUMN

「昆虫アレルギー」で起こるアナフィラキシー

二度目に刺されたときに発症する

昆虫が引き起こすアレルギーといえば、ハチが有名です。日本では年間数十人が、ハチの毒によるアナフィラキシーで命を落としています。ただし、ハチに刺された人が必ず危険なわけではありません。とくに注意が必要なのは、以前に刺されたことがあって、ハチの毒に対するIgE抗体ができている人です。

ハチだけでなく、蝶や蛾《が》、ゴキブリなどの身近な昆虫もアレルギー症状を起こすことがあります。蚊では、刺されたところがはれて痛がゆくなる人もいます。

昆虫アレルギーを防ぐには虫を寄せ付けないことがいちばんです。

ハチアレルギーには減感作療法が根本治療ですが、まだ日本では一般的ではありません。危険性が高い人はエピペンの携帯を考えるほうが現実的です。

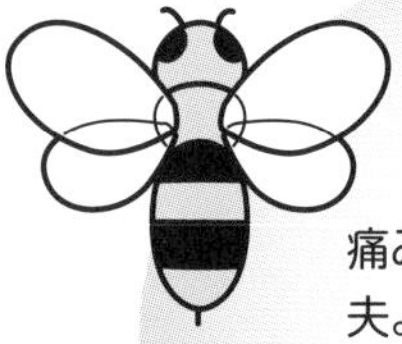

〈刺される〉

ハチ

痛みが徐々におさまるなら大丈夫。しかし、じんましん、呼吸困難、血圧低下、けいれんなど全身性の反応が出現する危険性も

▼

アナフィラキシー

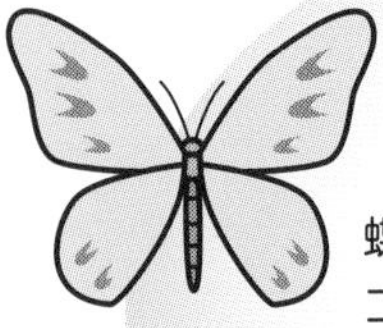

〈吸う〉

蝶、蛾、ゴキブリ

蝶や蛾は羽をおおう鱗粉《りんぷん》が、ゴキブリは死骸やフンがアレルゲンになる場合がある

▼

鼻炎、ぜんそく

3

アトピー性皮膚炎

正しい治療で
気長にコントロール

無意識のうちにかいてしまい
ますますひどくなるアトピー性皮膚炎。
かゆみのためにイライラしたり、眠れなくなったり……。
ネットの情報に惑わされ、自己流の手当てで悪化する人もいます。
アレルゲンを除去し、スキンケアと薬物療法に
じっくり取り組んでいきましょう。

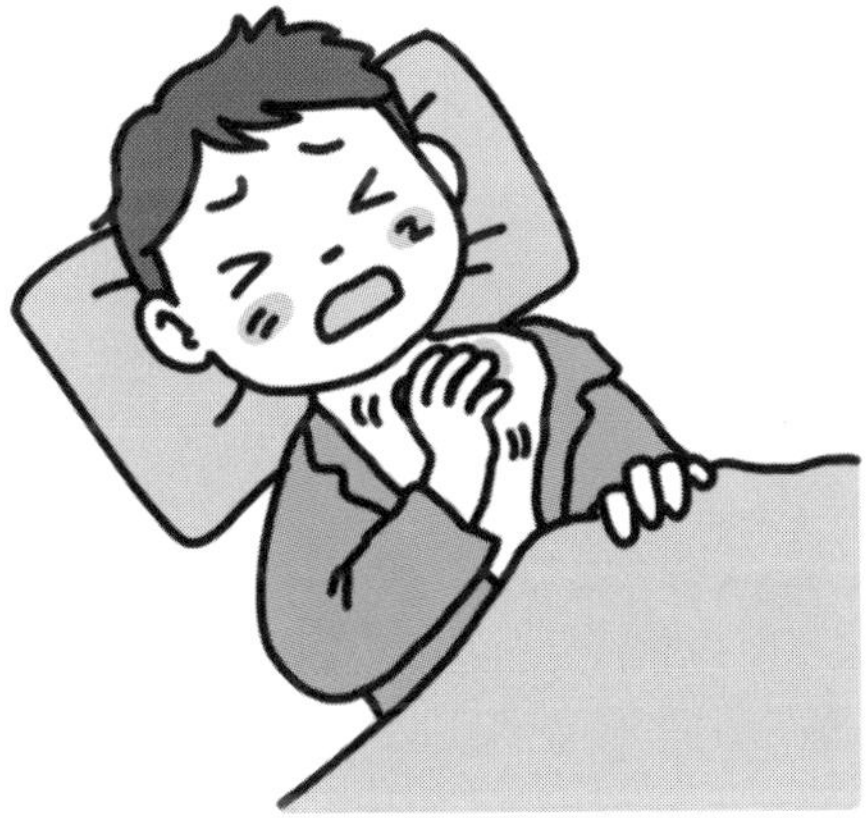

症状

ジクジクから始まり、かゆみ、痛みまで

アトピー性皮膚炎は、乳幼児期に発症することが多いアレルギーの病気です。強いかゆみのある湿疹ができ、よくなったり悪くなったりをくり返す傾向があります。

現れる経過

症状が現れやすいのは下記の部位。乳幼児は顔や頭が多く、ひどくなると胸や背中に広がります。２歳以上になると関節部分にも現れやすくなります。

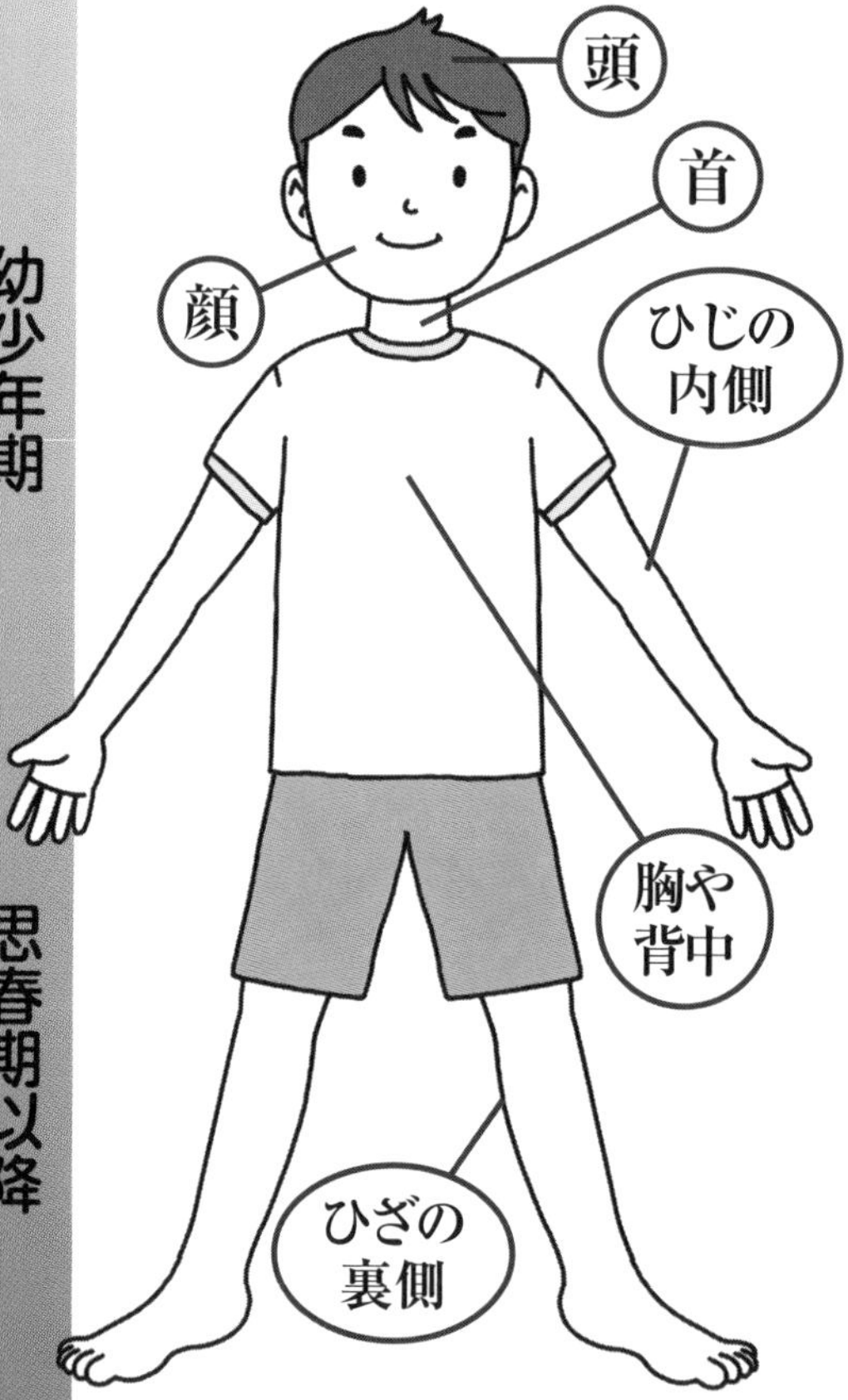

乳幼児期（〜3歳くらい）
顔や頭を中心に出る。よだれや食べものの汚れで口の周囲や胸に出ることもある。耳の付け根が切れたりもする

幼少年期（4歳くらい〜13歳くらい）
ひじの内側やひざの裏側に出る。腕や脚の外側、背中や体側にも広がる。全身が乾燥して鳥肌のようになる子もいる

思春期以降（14歳くらい〜）
症状が軽くなる子もいるが、全身が乾燥してきて、皮膚が変色したり厚くなったりする子もいる。重症化しやすくなる

慢性的に続く

年齢を問わず、症状は左右対称に現れることが多く、強いかゆみを伴います。

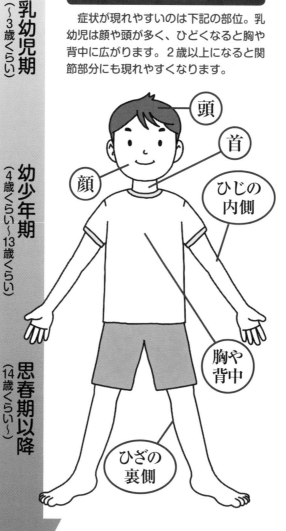

かゆみが強い

しつこいかゆみのもとは、アレルギー反応によって放出される化学物質。ヒスタミンがその代表です。かゆみがストレスになり、ますますかゆくなる悪循環がみられます。

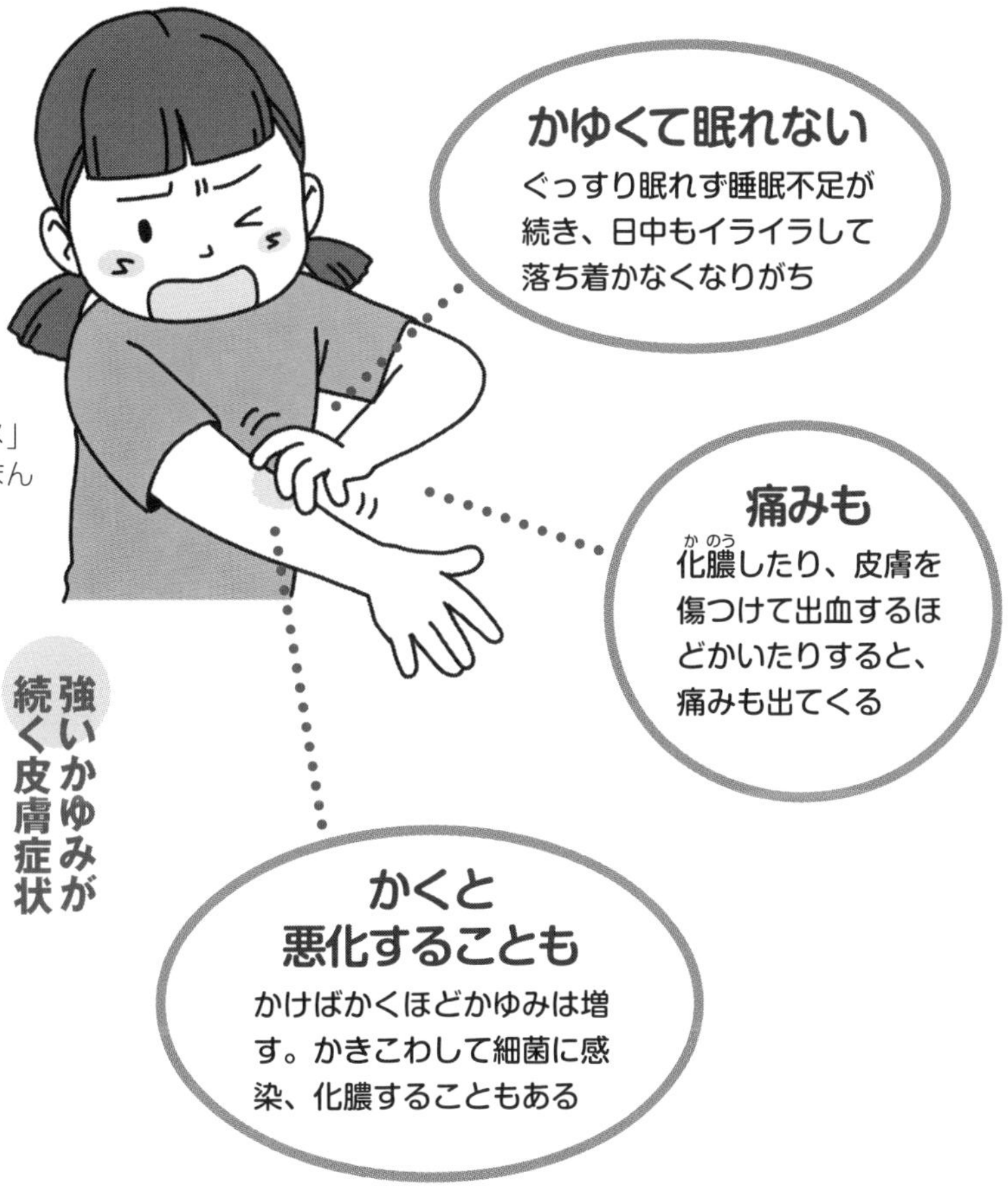
かゆくて眠れない
ぐっすり眠れず睡眠不足が続き、日中もイライラして落ち着かなくなりがち
痛みも
化膿《かのう》したり、皮膚を傷つけて出血するほどかいたりすると、痛みも出てくる
かくと悪化することも
かけばかくほどかゆみは増す。かきこわして細菌に感染、化膿することもある

いくら「かいちゃダメ」と注意されても、がまんできないほどかゆい

強いかゆみが続く皮膚症状

アトピー性皮膚炎では、強いかゆみのある湿疹が慢性的に続きます。赤くなり、ジクジクとしたブツブツができて、ひどくかゆく、かきむしるうちに皮がむけて出血し、かさぶたになる——そんな状態になるのをくり返しているうちに、皮膚がかたく厚くなっていくこともあります。

かゆみは冷やすと楽になる

激しいかゆみがあるからかく。すると症状が悪化して、ますますかゆくなる、という悪循環が起こりがち。かかずに叩いても皮膚は傷つきます。

かゆみをとるには冷やすのがおすすめです。用意するのは氷を入れたポリ袋。直接当てつづけると皮膚を傷めるおそれもあるので、ハンカチなどでくるんで当てるようにします。

凍らせても硬くならない保冷剤も便利です。患部をラップでおおい、氷水でぬらしたタオルで冷やすのもよいでしょう。冷やしたあとは保温も忘れずに。

アトピー性皮膚炎のある子の皮膚は、カサカサと乾燥しやすく、耳たぶの下のほうが乾燥のために切れていることがよくあります。乳幼児では、食べ物などの汚れがつきやすい口のまわりの炎症が、とくにひどくなっていることも特徴のひとつです。

原因

乾燥した皮膚をかくとバリアが壊れる

皮膚には外敵の侵入を防ぐと同時に、体内の水分が抜けていかないようにガードする役目があります。バリア機能の壊れた皮膚は、二つの大事な役割を果たせなくなっています。

健康な皮膚

皮膚の最上層は角質細胞がブロック状に積み重なり、その表面を皮脂膜が覆《おお》って、アレルゲンなどの侵入、水分の蒸発を防いでいます。角質細胞間はセラミドで満たされ、水分を保持しています。

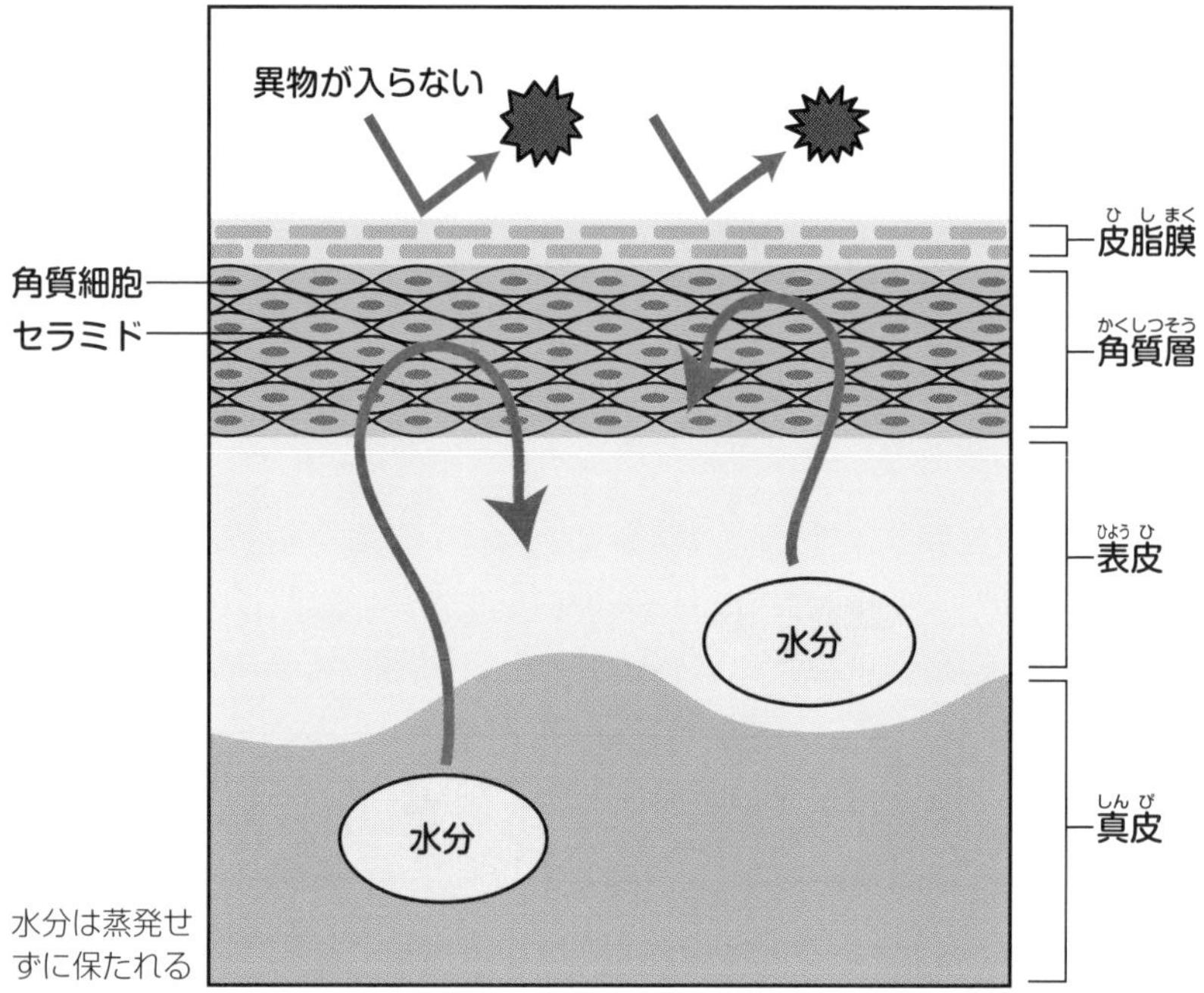

異物が入らない
皮脂膜《ひしまく》
角質細胞
セラミド
角質層《かくしつそう》
表皮《ひょうひ》
水分
真皮《しんぴ》
水分
水分は蒸発せずに保たれる

アレルゲンも細菌も入りやすくなっている

皮膚は私たちの体をつつんで守ってくれるもの。外敵をはねのけ、内部の状態を一定に保つためのバリアとなるべき存在です。

皮膚がもつバリア機能が働かないと、困ったことが起きてきます。外からは細菌やアレルゲンが入りやすくなり、内側からは水分が抜けていきます。

水分を失った皮膚の守りはますます弱くなり、内部への刺激とともに刺激に反応して起こるかゆみも増大。かきむしれば皮膚表面をガードする角質層の細胞がはがれ落ち、ダメージがさらに深まります。こうして、バリア機能は崩壊していくのです。

バリアが壊れた皮膚

皮脂膜や角質細胞間のセラミドが減り、細胞がはがれて隙間ができてしまうと、アレルゲンなどが皮膚の奥まで侵入しやすくなります。水分は蒸発しやすくなり、カサカサのドライスキンになっていきます。

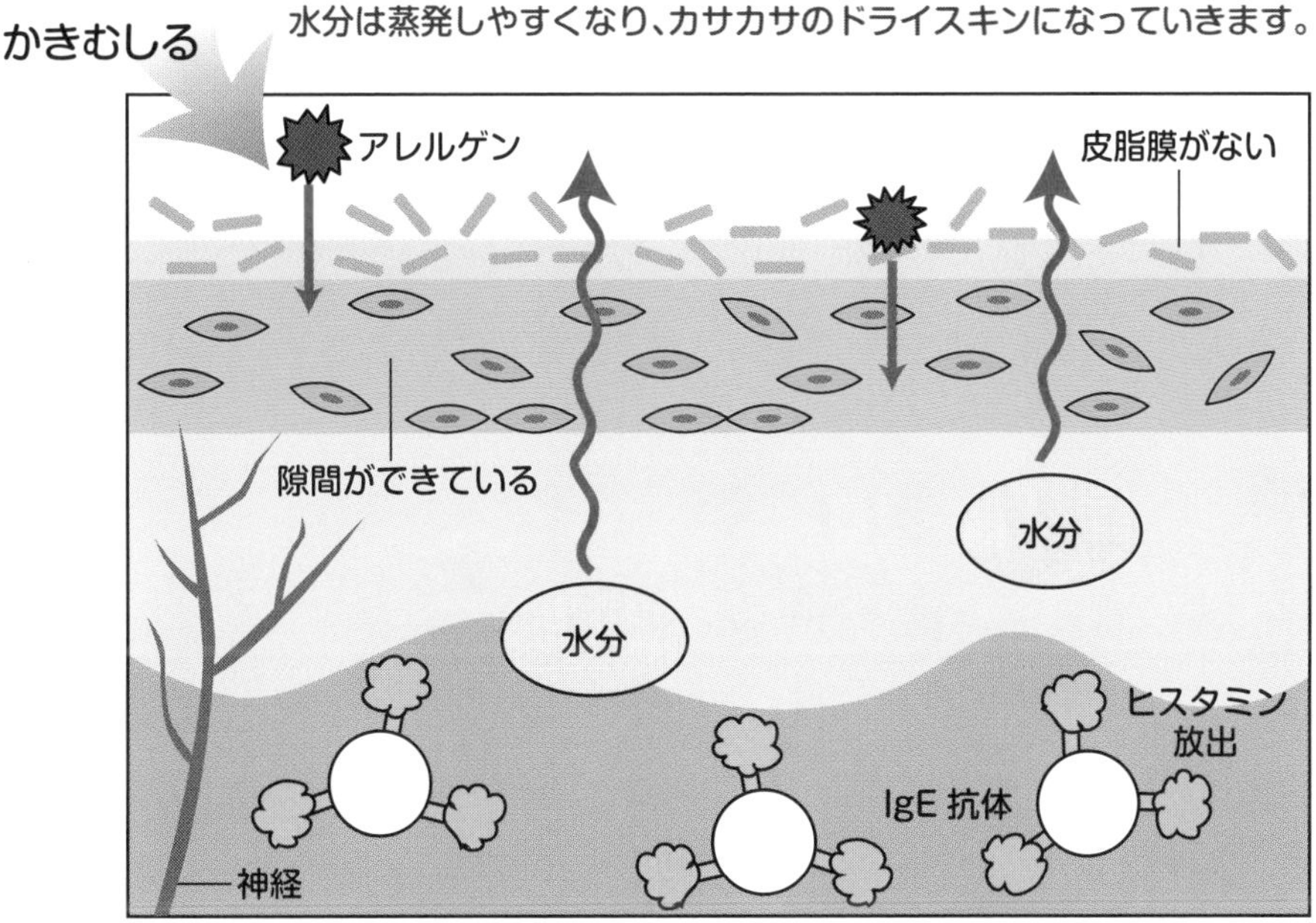

2つの悪循環に陥る

バリア機能が壊れはじめると、悪循環に陥りがち。
皮膚の状態は悪化の一途をたどることになります。

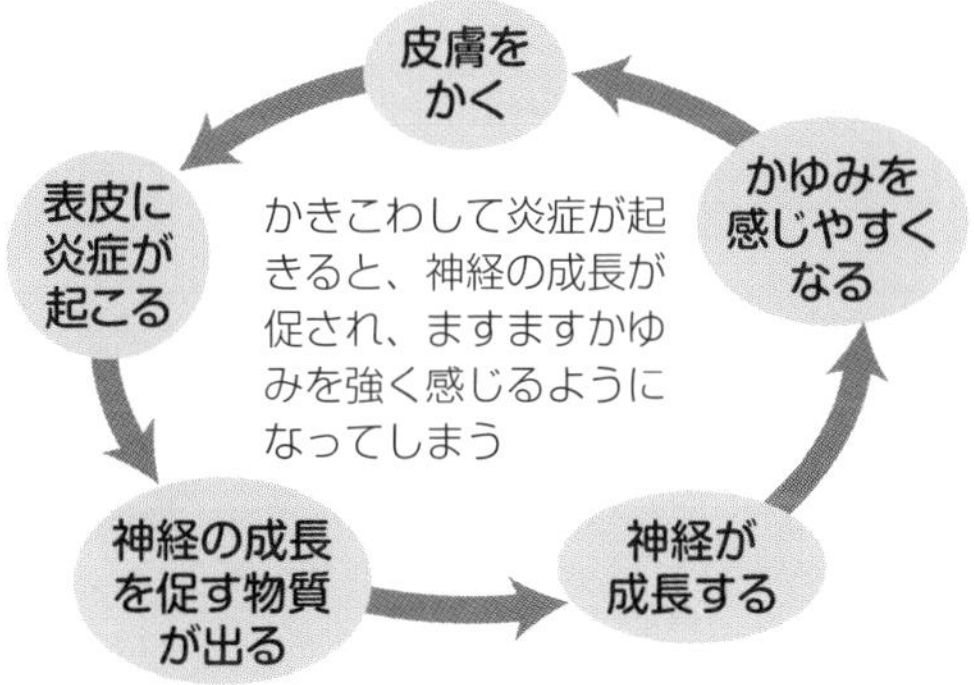

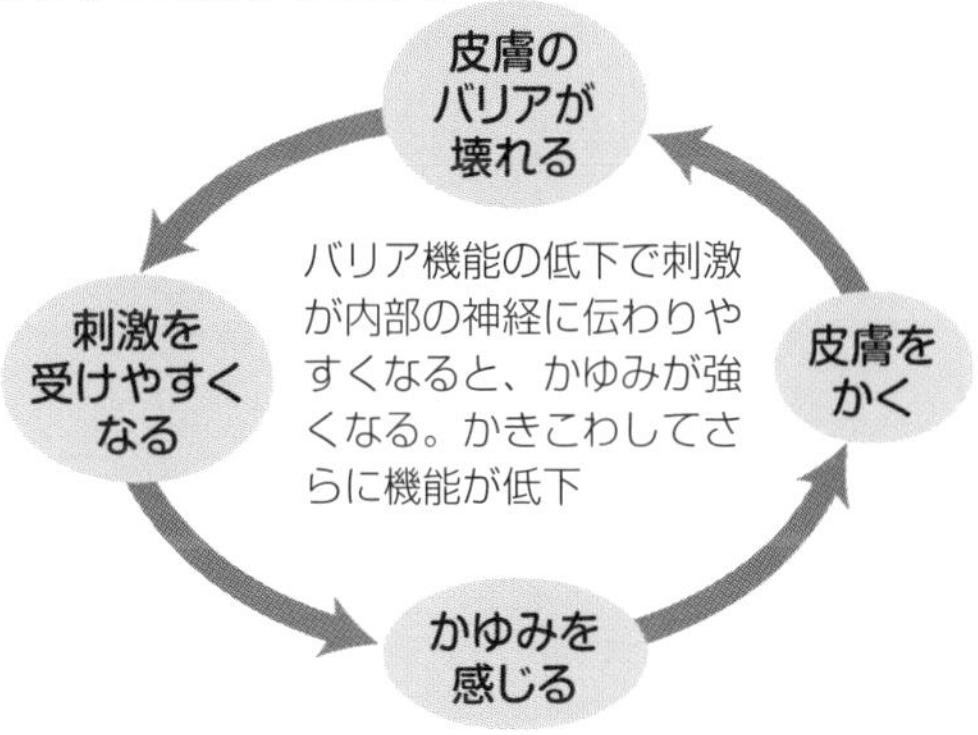

アトピー性皮膚炎か、正確な診断を

湿疹ができてかゆがっているからといって、必ずしもアトピー性皮膚炎とはかぎりません。対応を間違えないためには、本当にアトピー性皮膚炎かどうか、受診して診断を受けましょう。

発症のしくみ

アトピー性皮膚炎の炎症には、もともともっている体質に加え、乾燥による皮膚のバリア機能の低下、皮膚に刺激を与える環境などが絡み合っています。

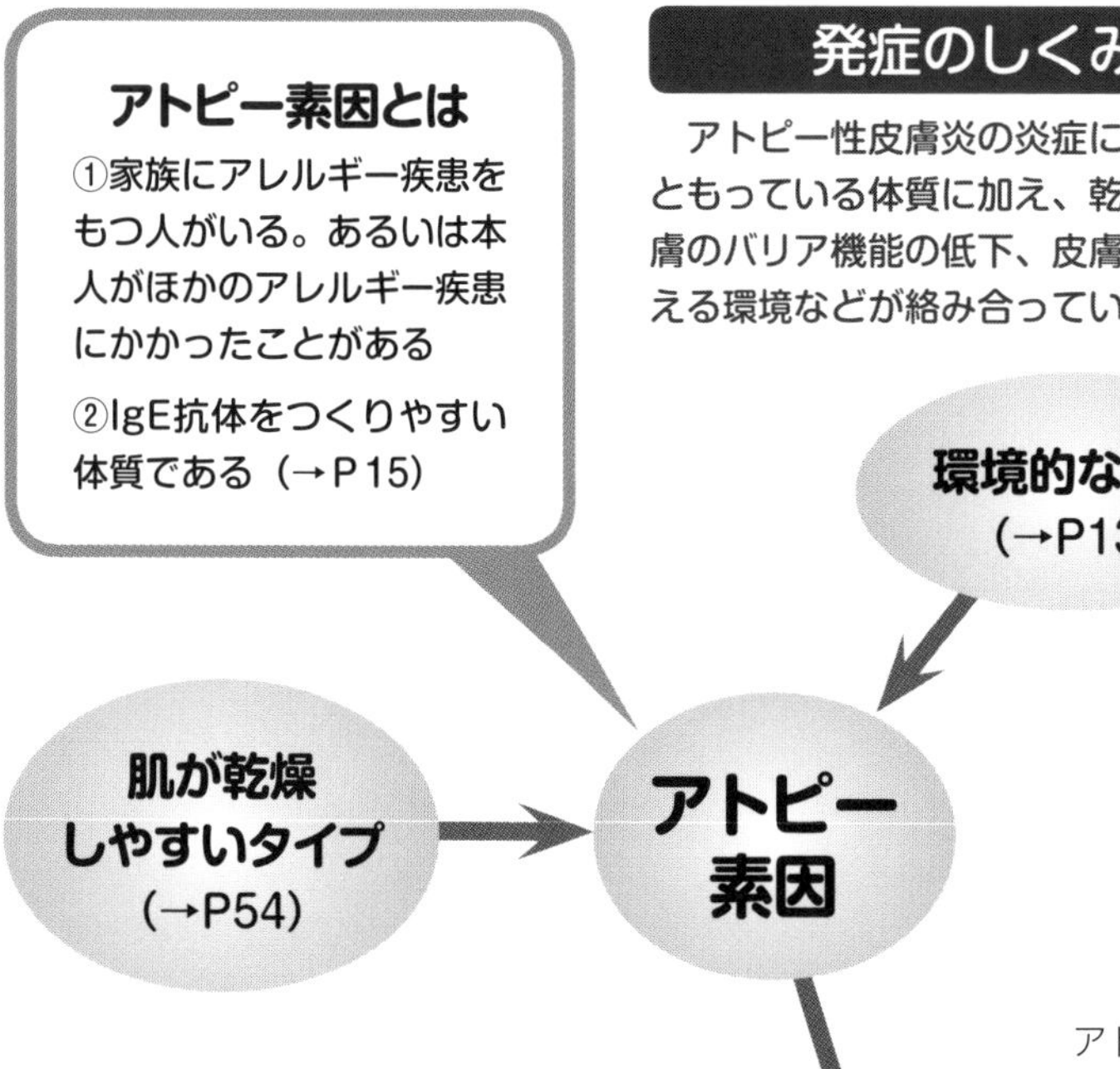

アトピー素因とは
①家族にアレルギー疾患をもつ人がいる。あるいは本人がほかのアレルギー疾患にかかったことがある
②IgE抗体をつくりやすい体質である（→P15）
環境的な要因
（→P13）
肌が乾燥しやすいタイプ
（→P54）
アトピー素因
アトピー素因があるからといって、必ず発症するわけではない
発症

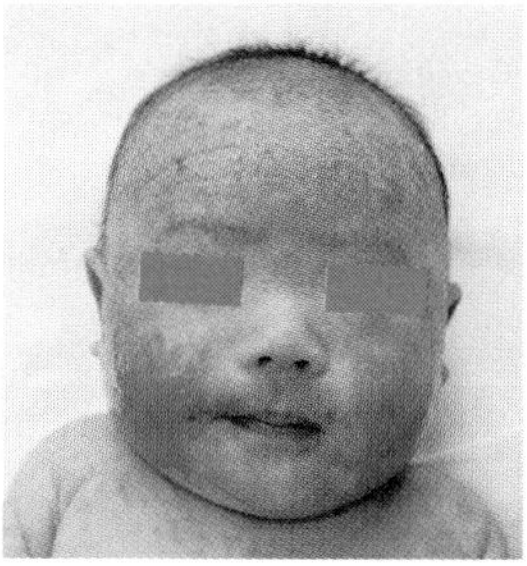

アトピー性皮膚炎（乳幼児）

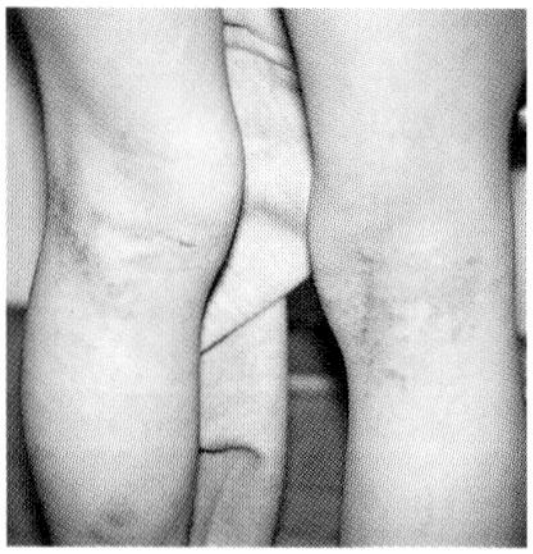

アトピー性皮膚炎（学童期）

ほかの湿疹と間違えやすい

アトピー性皮膚炎ではないかと受診する患者さんのなかで多いのは、単なるドライスキンによる湿疹です。アトピー素因がなくても乾燥した皮膚はかゆくなり、対処を誤ると治りにくくなります。

赤ちゃんに多い脂漏性《しろうせい》湿疹やおむつかぶれなども見た目は似ていますが、まったく別のものです。

重症度

　アトピー性皮膚炎でも、少し赤く皮がむけやすくなっている程度から、強い炎症が広がったものまで、皮膚の状態はさまざまです。

最重症	強い炎症を伴う皮疹《ひしん》が体表面積の30%以上にみられる
重　症	強い炎症を伴う皮疹が体表面積の10%以上、30%未満にみられる
中等症	強い炎症を伴う皮疹が体表面積の10%未満にみられる
軽　症	面積にかかわらず、軽度の皮疹のみがみられる

　アトピー性皮膚炎の乳幼児の8割以上は軽症と診断されています。小学生になると、やや重い中等症と診断される子が増えますが、それでも7割以上が軽症で、重症・最重症はあわせて2％程度です。

アトピー性皮膚炎の定義

①かゆみを伴う

②皮膚症状がある
湿疹を主病変とする

③慢性的に経過
よくなったり悪くなったりをくり返す。2ヵ月以上(乳児)、6ヵ月以上（幼児〜成人）続く

アトピー性皮膚炎の発症率

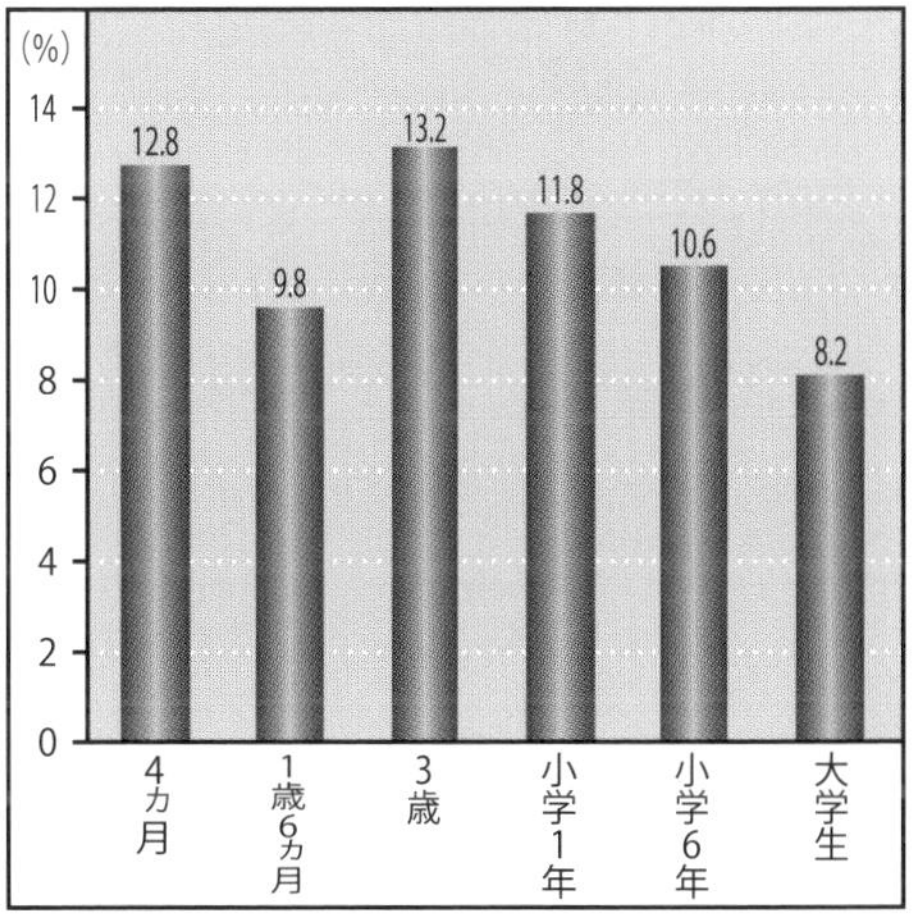

出典:『アトピー性皮膚炎診療ガイドライン2018』全国8地区の平均。
調査は2000〜2002年度

慢性的に続くかどうかが見分けるポイント

　皮膚にかゆみのある発疹《ほっしん》が現れても、アトピー性皮膚炎かどうか、すぐに判断できません。アレルギーが根底にあるアトピー性皮膚炎は、慢性的に続くのが特徴です。乳児なら二ヵ月以上、もう少し大きい子なら半年以上経過をみなければ、正しい診断はできません。

　なお、「発疹」は皮膚に現れるブツブツなどの病変を指す言葉。病名としては「湿疹」、「皮膚炎」といいます。

治療①

アレルゲンと悪化因子をつきとめる

アレルゲンの除去で改善することもありますが、皮膚の状態を悪化させるのはアレルゲンだけではありません。悪化因子はできるだけ取り除いていくことが大切です。

治療の３本柱

アトピー性皮膚炎の治療には３本の柱があります。そのすべてに取り組んでいくことで、肌の状態は改善していきます。

スキンケア
(→P62、64)

薬物療法
(→P60、62)

アレルゲンと悪化因子を除去

治療の目的

症状がない、あるいは症状があっても軽く、普通に生活できる状態にまでコントロールすることです。

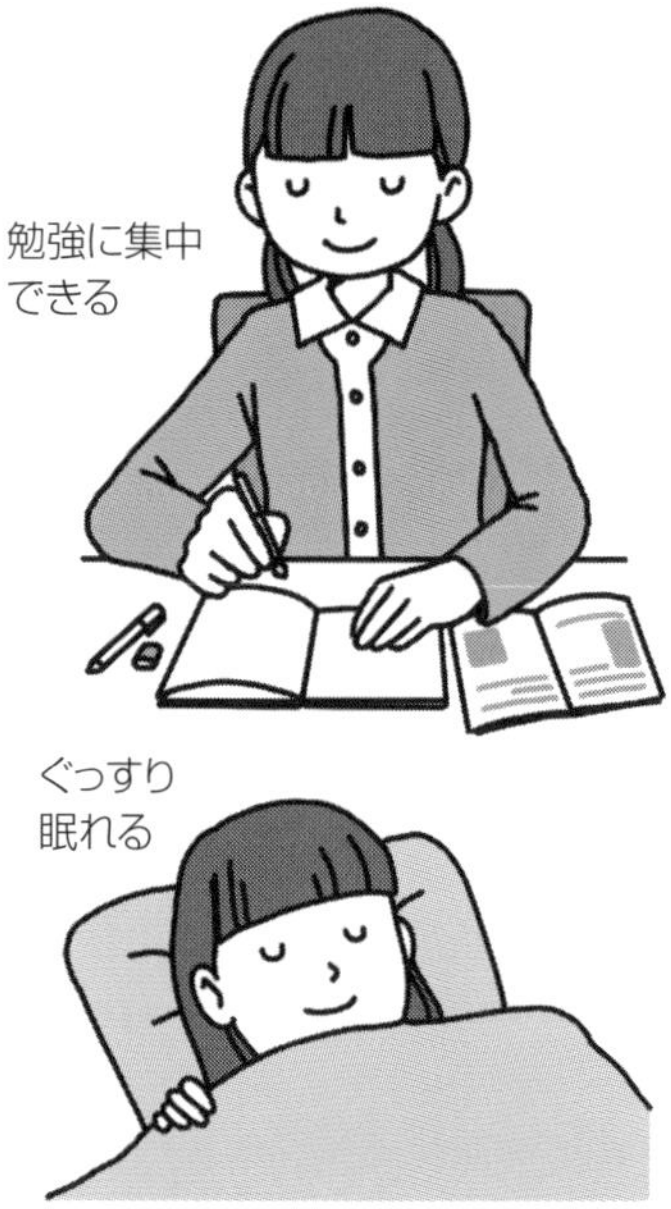

原因を取り除き皮膚を保護する

アトピー性皮膚炎は治りにくい、悪化しやすいというイメージがあるかもしれません。

たしかに、根底にあるもともとの体質や皮膚のタイプを変えるのはむずかしいことです。しかし、子どものうちからきちんと対処していれば、改善ははかれます。

まず考えなければならないのは、皮膚を刺激し、症状をひき起こす原因になっているものを遠ざけることです。とくに乳児は、食物に対するＩｇＥ抗体が陽性になっていることもあるので、食物アレルギーの発症に注意が必要です。同時に、皮膚のバリア機能の弱さを補っていくことも大切です。

アレルゲンと悪化因子

アレルギー反応を起こし、かゆみや炎症などをもたらすきっかけになるアレルゲンと、皮膚の状態を悪化させる要因は、できるだけ減らします。

検査でアレルゲン確定

子どものアトピー性皮膚炎の90%は０歳で発症しています。P43のような兆候のみえる乳児の場合は、早めに検査をしましょう。

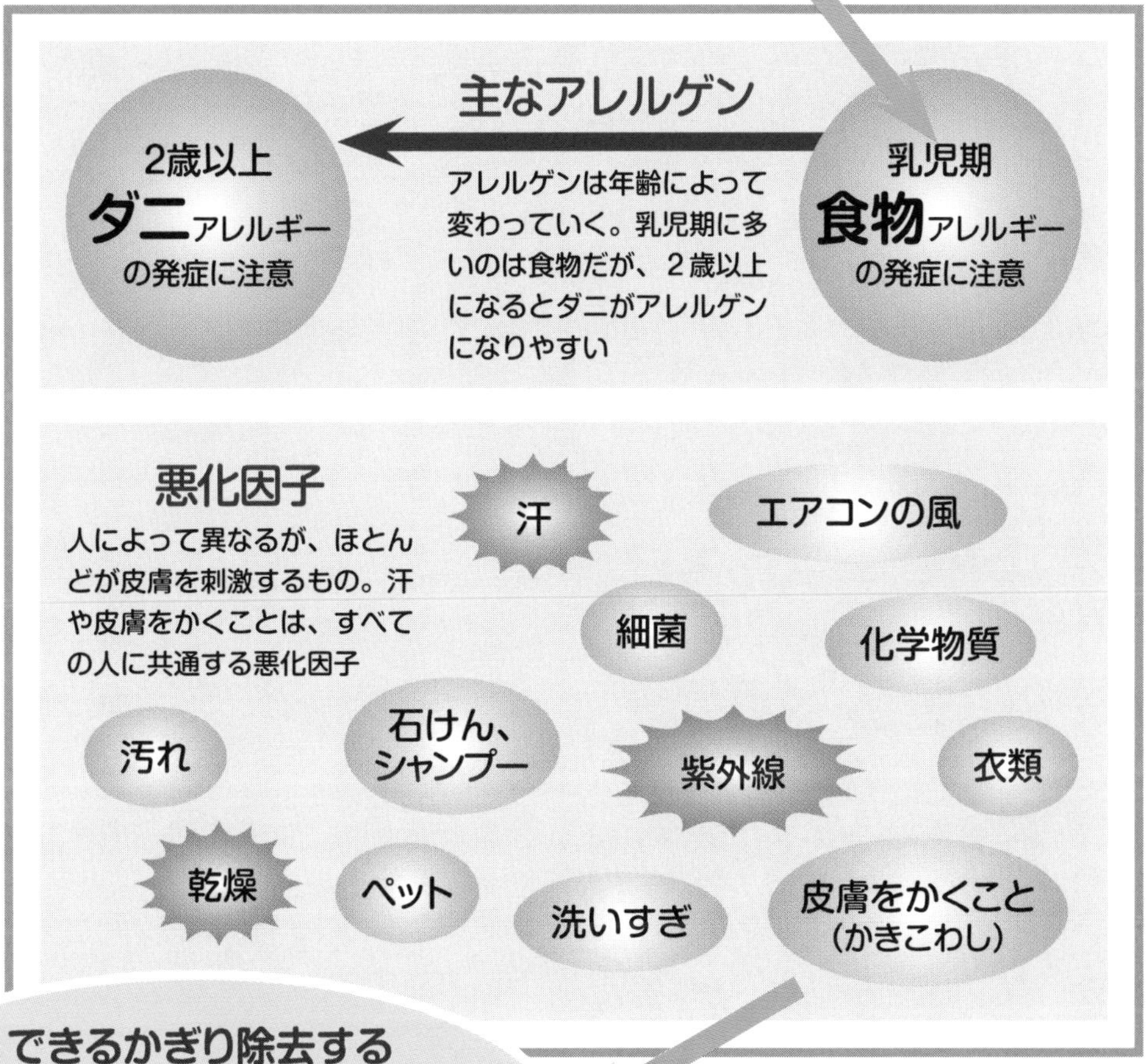

主なアレルゲン
2歳以上
ダニアレルギー
の発症に注意
アレルゲンは年齢によって変わっていく。乳児期に多いのは食物だが、２歳以上になるとダニがアレルゲンになりやすい
乳児期
食物アレルギー
の発症に注意
悪化因子
人によって異なるが、ほとんどが皮膚を刺激するもの。汗や皮膚をかくことは、すべての人に共通する悪化因子
汗
エアコンの風
細菌
化学物質
汚れ
石けん、シャンプー
紫外線
衣類
乾燥
ペット
洗いすぎ
皮膚をかくこと
(かきこわし)

夏は汗と紫外線が、冬は乾燥が大敵

できるかぎり除去する

皮膚を刺激するものを避け、悪化させるアレルゲンが特定されている場合はできるかぎり除去します。汗や汚れなどにはスキンケアが有効です。

治療②

ステロイドを中心に正しい薬物療法を

ステロイドは治療の切り札になる薬で、作用の強さによって五段階に分けられています。症状に合わせて使い分けます。タクロリムス外用薬や抗アレルギー薬も薬物療法の選択肢です。

症状に合わせて塗り薬と飲み薬を

アトピー性皮膚炎に対する薬物療法は塗り薬が中心で、必要に応じて飲み薬も使っていきます。

皮膚の炎症を抑えるにはステロイドの塗り薬が有効です。症状や部位に応じて作用の強い薬、弱い薬を使い分けます。ステロイドが使いにくい場合には、タクロリムス外用薬を用います。保湿剤も併用します（→P62）。

ステロイドの使い方

ステロイドは症状に応じて段階的に替えていきます。下記は基本的な使い方です。薬の調整は医師の指示にしたがいます。

最重症	塗り薬	2歳未満：ストロング以下 2～12歳：ベリーストロング以下 13歳以上：ベリーストロング以下
	飲み薬	必要に応じて、抗ヒスタミン薬、抗アレルギー薬、（一時的に）ステロイド薬 原則として一時入院
重症	塗り薬	2歳未満：ストロング以下 2～12歳：ベリーストロング以下 13歳以上：ベリーストロング以下
	飲み薬	必要に応じて、抗ヒスタミン薬、抗アレルギー薬
中等症	塗り薬	2歳未満：ミディアム以下 2～12歳：ストロング以下 13歳以上：ベリーストロング以下
	飲み薬	必要に応じて、抗ヒスタミン薬、抗アレルギー薬
軽症	塗り薬	全年齢：ステロイドを含まない外用薬。必要に応じてミディアム以下のステロイド外用薬
	飲み薬	必要に応じて、抗ヒスタミン薬、抗アレルギー薬

多くはこのランク

子どものアトピー性皮膚炎は7～8割が軽症。保湿対策が万全なら、ステロイド外用薬を使わなくてもコントロールできることが多い

塗り薬 ステロイド薬

強い炎症のある部位には強い作用をもつ薬をしっかり使います。塗り薬は作用の強弱によって５群に分けられます。最強のストロンゲストは子どもに使うことはほぼありません。

作用の強さ		主な商品名
強	Ⅰ群 ストロンゲスト	ジフラール、ダイアコート、デルモベート
↑	Ⅱ群 ベリーストロング	フルメタ、アンテベート、トプシム、リンデロンＤＰ、マイザー、ビスダーム、テクスメテン、ネリゾナ、パンデル
	Ⅲ群 ストロング	エクラー、メサデルム、ボアラ、アドコルチン、ベトネベート、リンデロンＶ、フルコート
↓	Ⅳ群 ミディアム	リドメックス、レダコート、アルメタ、キンダベート、ロコイド、グリメサゾン、オイラゾン
弱	Ⅴ群 ウィーク	プレドニゾロン

ステロイド薬の塗り方

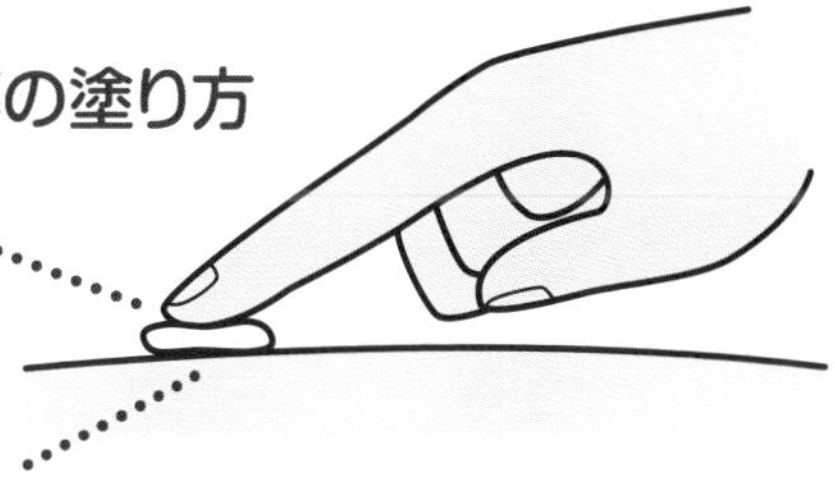

強くすりこまず、皮膚の上に薄い薬の膜をつくるように塗る

人差し指の第１関節までのせた薬で、大人の両手の平ぶんの面積を塗るくらいが適量

塗り薬 タクロリムス

ステロイドの効果が不十分、副作用のために投与がむずかしいなどの場合に用いられます。ステロイドの長期使用で赤みをおびたり萎縮したりした顔や首の皮膚にも使え、よく効くことがわかっています。

ただし、もともとは臓器移植の拒絶反応の予防や、免疫系の病気治療に使われてきた免疫抑制薬。慎重な扱いが必要です。２歳未満の子どもには使えません。

飲み薬 抗アレルギー薬

アレルギー反応で起こる化学物質の放出を抑えたり働きを抑えたりする薬で、強いかゆみをしずめるために服用することがあります。

アトピー性皮膚炎には、かゆみの原因になるヒスタミンの働きを抑える抗ヒスタミン薬を主に使います。安全性が高く、長期間使ってもほとんど問題ありません。

自己管理①

保湿剤を上手に使ってコントロール

皮膚がとても乾燥しやすいのは、アトピー性皮膚炎の子どもがもっている特徴のひとつ。だからこそ重視したいのがスキンケアです。しっかり保湿するだけで、軽い症状なら落ち着きます。

皮膚のバリア機能をしっかり守る

アトピー性皮膚炎を改善するためには、低下している皮膚のバリア機能を回復させることが、なにより大切です。皮膚の乾燥はバリア機能を低下させます。逆にいえば、乾燥をケアすることで、バリア機能の回復がはかれます。

ドライスキンのケアには、保湿剤が重要な役割をはたします。入浴後だけでなく、一日に何度も塗りましょう。

湿疹のある場合には、ステロイド外用薬が必要です。肌の状態がよくなってきたら、徐々にステロイド薬の量を減らして保湿剤の量を増やし、最後には保湿剤だけでスキンケアをしていきます。

保湿剤の使い方

保湿剤は、治療にもスキンケアにも重要で、アトピー性皮膚炎のコンロトールには欠かせません。

〈ステロイド薬と併用〉

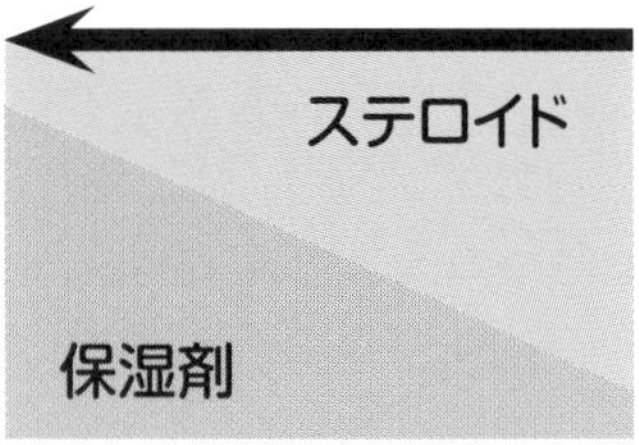

徐々にステロイド薬から保湿剤へ移行していく

先に保湿剤を塗る

▼

外用薬を塗る

保湿剤を塗ったあと、必要なところだけに外用薬を用いるようにすると、薬をむだに広げずにすむ

〈保湿剤の例〉

医療機関で処方されるが、市販品もある。さまざまな種類のものがあるので、使用感のよいものを選べばよい

主な商品名

●主に保湿

ヒルドイド（クリーム、ソフト軟膏、ローション）、ケラチナミンコーワクリーム、パスタロン（ソフト軟膏、クリーム、ローション）、ウレパール（クリーム、ローション）

●主に皮膚の保護

白色ワセリン、サンホワイト、プロペト、亜鉛華軟膏、アズノール軟膏

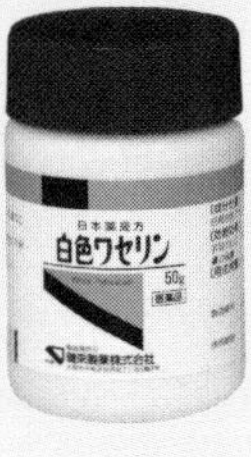

白色ワセリン

清潔と保湿が必要

清潔

毎日の入浴、シャワーで、皮膚についたアレルゲンや細菌、汗、汚れ、古い薬などを洗い流します。暑い時期や症状が悪化しているときは、1日2～3回、体を洗うようにするとよいでしょう。

症状の程度を問わず、皮膚は清潔に保ち、乾燥を防ぐことが必要です。軽症なら、これだけでよくなります。

皮膚が湿っているうちに

保湿剤

入浴直後は、皮膚が水分を含んでしっとりしていますが、3分もたてばもとに戻ってしまいます。お風呂から出たらすぐに保湿剤をたっぷり塗って、皮膚から水分が蒸発するのを防ぎます。

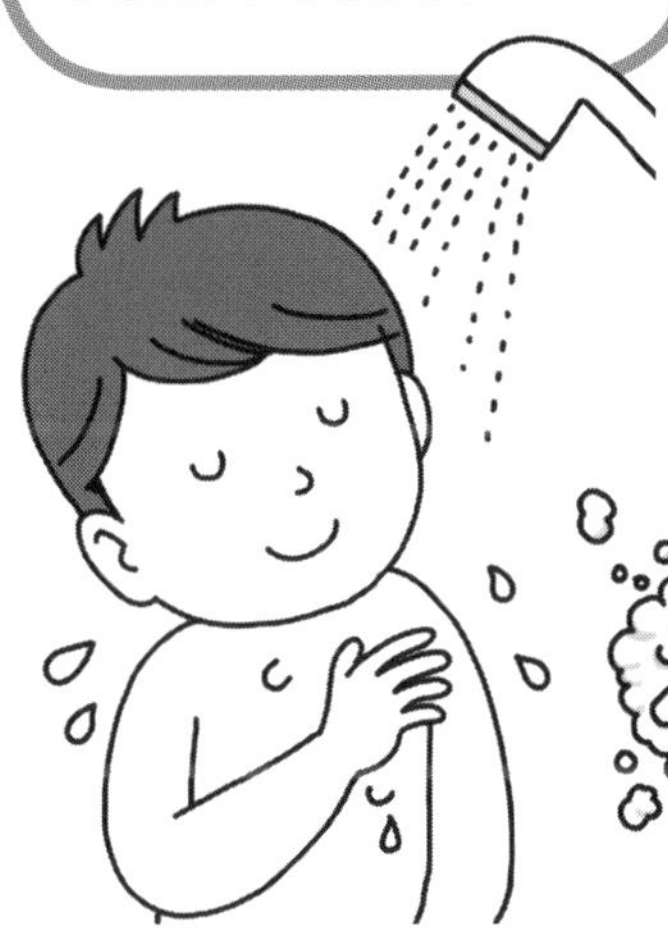

汗をかいたらすぐにシャワー

石けんを使うなら
よく泡立てて

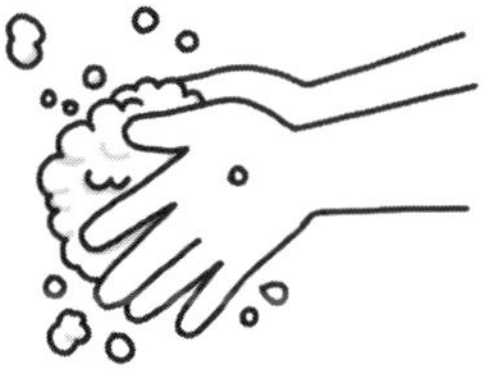

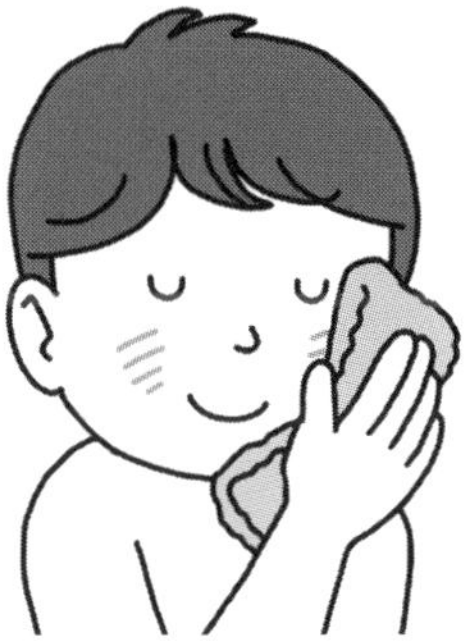

タオルで
押さえるようにふく

すぐに保湿剤を塗る

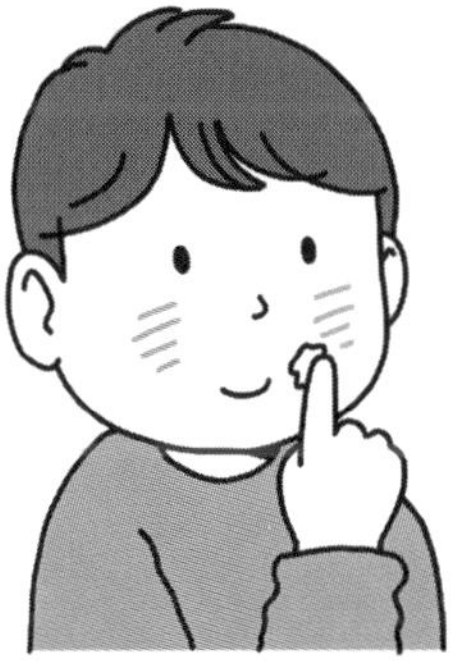

汗と汚れはすぐに洗い流す

アレルゲンの除去にはつとめていても、見逃しがちなのが汗です。汗は皮膚を刺激してかゆみを起こす要因になりますし、そのままにしておけば、アカやほこりなどの汚れとまじりあい、皮膚により強い刺激を与えてしまいます。

体を動かしたり、暑くて汗をかいたりしたあとは、できるだけ早くシャワーを浴びて、汗や汚れを洗い流します。すぐに洗えないときは、やわらかいティッシュや濡れタオルで押さえるようにして、汗を吸い取っておきます。

首のまわりや関節の内側、わきの下など、汗がたまりやすい部分はとくに念入りに洗います。石けんを使った場合は、すすぎ残しがないように注意しましょう。シャワーのあとは、保湿剤を塗り直すことも忘れずに。

石けんで洗う
▼
流水でよく流す
▼
ふきとる
▼
保湿剤を塗る

石けんがない場合には
流すだけでも効果的

自己管理②

子どもといっしょにできるスキンケア

生活のなかには、少し気をつけるだけでスキンケアにつながることがいろいろあります。子どもといっしょに、やがて本人が自発的にするように、毎日の習慣をつくっていきましょう。

衣類は綿のものを

下着は刺激の少ない綿素材で、できるだけ柔らかい繊維のものを選ぶようにします。ウールのようにチクチクする素材のものは、皮膚に直接当たらないようにします。

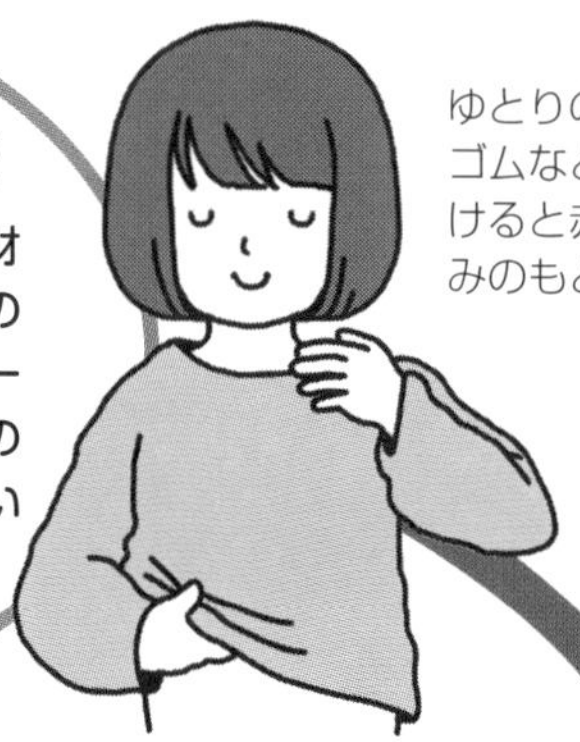
ゆとりのある衣服を。ゴムなどで体をしめつけると赤くなり、かゆみのもと
洗濯は洗剤のみで。柔軟剤や香料などは避ける

遊んだあとは手を洗う

砂場やどろんこ遊びなどは、症状がひどいときは避けたほうがよいでしょう。症状が落ち着いているときも、遊んだあとはすぐに石けんできれいに汚れを洗い流します。

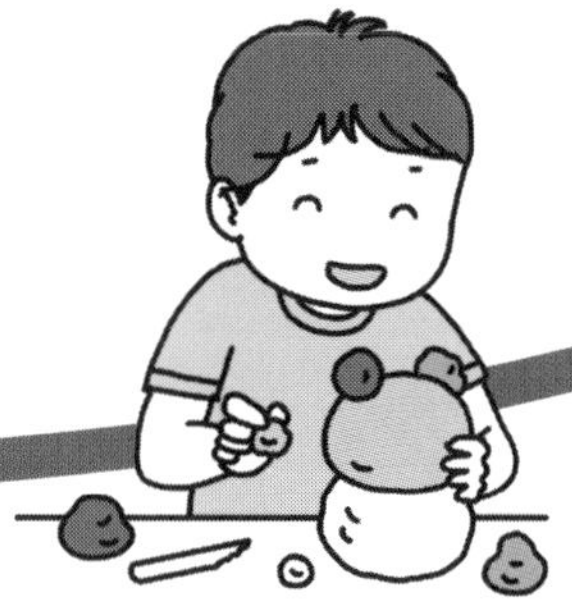
粘土の原料を確認して。小麦製もある
保湿剤を塗る
爪は短く切っておく。かきこわし防止に

最初はいっしょに習慣づけて

子どもが小さなうちはスキンケアを実践するのは親の役目ですが、本人がセルフケアできるだけの知識とテクニックは、徐々に身につけさせておきたいものです。

セルフケアの習慣が身についていないと、親に口を出されるのをいやがる年頃になったとき、ケアをせず症状が悪化していくおそれもあるからです。

本人が四～五歳くらいになったら、毎日のスキンケアをいっしょにおこないながら、本人が自分で考え、自分でしていく機会を増やしていきましょう。はじめはうまくいかないかもしれませんが、根気よく促していきます。

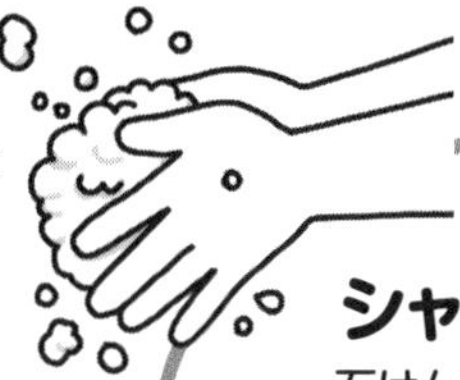

そのままつけず、水とまぜて泡立てる

ふとんは干して掃除機をかける

石けんやシャンプーは泡で洗う

石けんやシャンプーはよく泡立てて、泡でふんわり洗うようにします。タオルなどでゴシゴシこするのは皮膚を傷めます。手の平でやさしく洗いましょう。

保湿剤を塗る

頭から洗う

上から下のほうへと洗っていけば、汚れや石けんが体に残りにくくなります。

紫外線対策を

直射日光は皮膚を刺激します。春〜秋は帽子をかぶりましょう。

保湿剤を塗る

汗をかいたらすぐ流す

運動のあとなどは、できるだけ早く汗を流しましょう。できれば起床後、帰宅後、就寝前といったタイミングで体を洗うとよいでしょう。

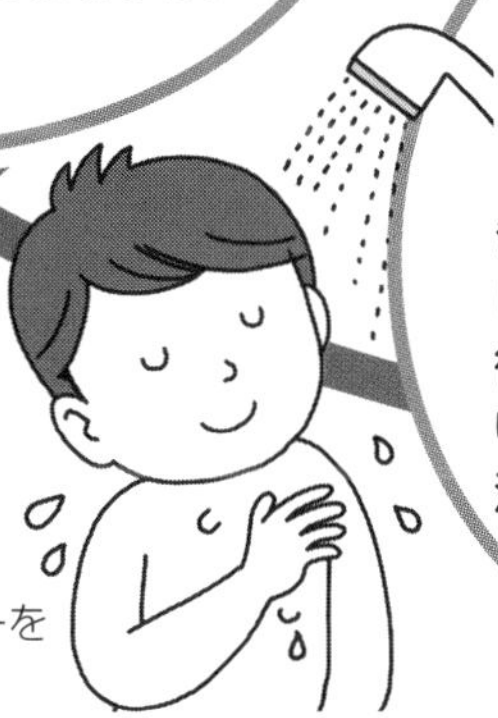

1日に何度もシャワーを

エアコンの風にあたらない

急に暖かくなったり冷えたりすると、温度変化が刺激になってかゆみが増すことがあります。エアコンは温風も冷風も直接当たらないように避けるほか、こまめに衣服を着脱して調節しましょう。

小学校での注意、工夫するポイント

●プール、海水浴

プールで使われている塩素や海水の成分は、皮膚を刺激します。泳いだあとは、十分にシャワーを浴びて洗い流し、薬や保湿剤を塗っておきます。海水浴では、真水をいれたペットボトルを用意しておくことをおすすめします。

屋外のプールや海水浴では、紫外線対策も。学校に申し出て、袖のある水着の着用や日焼け止めを認めてもらうとよいでしょう。

●当番

掃除当番は、症状が落ち着いていれば、ほかの子と同じように分担できます。ただし、ほこりが舞い上がるようなことはしないほうがよいので、掃き掃除よりふき掃除のほうがよい場合もあります。

ウサギなど、毛の生えた動物の飼育当番は慎重に。飼育小屋の掃除は避けたほうが無難です。

食物アレルギーがある場合、献立によっては給食当番を交替してもらいます。

関連する病気①

なかなか治らないとき、悪化するとき

皮膚の状態が急激に悪化したり、水疱《すいほう》ができたりするのは、アトピー性皮膚炎以外に原因があるからかもしれません。早めに受診して、原因を確かめておきましょう。なかなか治らない場合も同様です。

一度は正確な診断を

アトピー性皮膚炎だと思っていたら、じつは違う病気だったということがあります。

症状からは見分けがつきにくいのが接触皮膚炎です。なかなか治らない湿疹は、正確に診断してもらいましょう。

たしかにアトピー性皮膚炎だとしても、症状のすべてがアトピーによるものとはかぎりません。アトピー性皮膚炎の子は、皮膚につく細菌などに感染しやすい傾向があります。感染後の症状をアトピー性皮膚炎の悪化と思い込むと、ますます治りにくくなります。いつもと違うようすがあったら、早めに受診してください。

原因物質との接触が続いているかぎりよくならない（塗り薬の例）

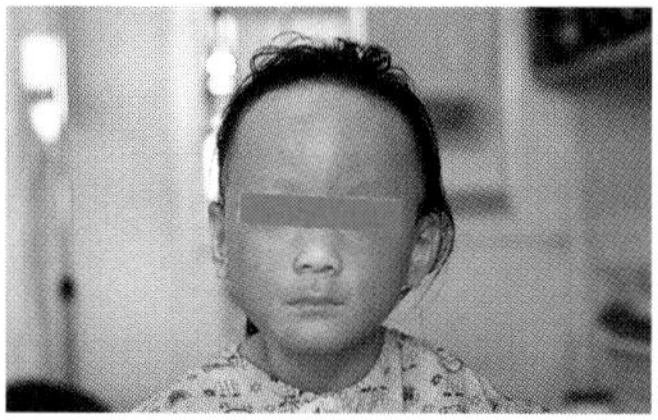

接触皮膚炎

ある物質に触れたことがきっかけで、かゆみや炎症が起きる状態です。保湿剤や外用薬でも起こります。アトピー性皮膚炎に合併することもあります。

症状

原因となっている物質に触れた部分が炎症を起こし、赤くなったりはれたりします。水疱ができることもあります。

原因

高い刺激性をもつ物質に触れたために起こるものと、特定の物質に対してアレルギー反応が生じるために起こるものの、2つのタイプがあります。

原因となる物質

【刺激性】強い酸やアルカリ、石油、ガソリン、樹液や花粉など

【アレルギー性】植物（うるし、ぎんなんなど）、シャンプー、リンス、入浴剤、洗剤、金属（ネックレス、ピアス、歯の詰め物など）、ゴム製品（ラテックスなど）、外用薬など

治療

接触皮膚炎は原因物質がわかりにくいことも。生活をふりかえって疑わしい物質をしぼり、パッチテストなどで特定し、除去することが不可欠です。原因が取り除かれれば根治します。

食物アレルギーが根底にある子も

アトピー性皮膚炎と診断され、治療を続けていても、なかなかよくならない子がいます。ほかに合併している皮膚病もありません。

多くは、生後三ヵ月以内に顔にかゆみの強い湿疹が出ています。ステロイドを処方され、医師の指示どおり塗っていたのに、おなかや手足にも広がりました。慢性的な下痢や、皮膚からジクジクと滲《しん》出液《しゅつえき》が漏れていることも。

こうした重症例が「食物アレルギーの関与する乳児アトピー性皮膚炎」ということが少なくありません。漫然とステロイドを塗りつづけていてもよくなりません。きちんと検査を受けましょう。

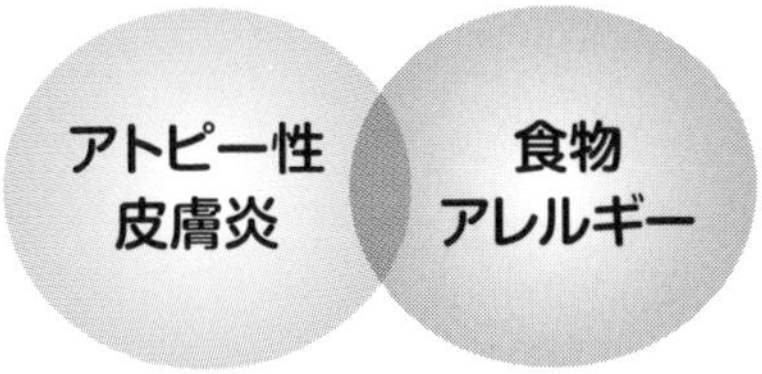

2つは別の病気。合併することはある

合併しやすい病気

皮膚のバリア機能が低下しているため、ほかの皮膚病にかかりやすいのです。ステロイド薬を塗っても改善しないときには、合併症の可能性を考えましょう。

アトピー性皮膚炎だと思って

ステロイドを塗る

↓ アレルギー反応を抑えるが

免疫力低下

↓ 感染しやすくなる

細菌、ウイルスが入り込む → **発症**

単純ヘルペス

皮膚にプチプチした水疱ができる。痛みがあり、発熱することもある。とくに首のまわりに出やすいが、アトピー性皮膚炎の子は全身に広がり、水ぼうそうにみえることもある。早い段階でわかれば、抗ウイルス薬の服用で治せるが、重症の場合は入院して点滴治療になる

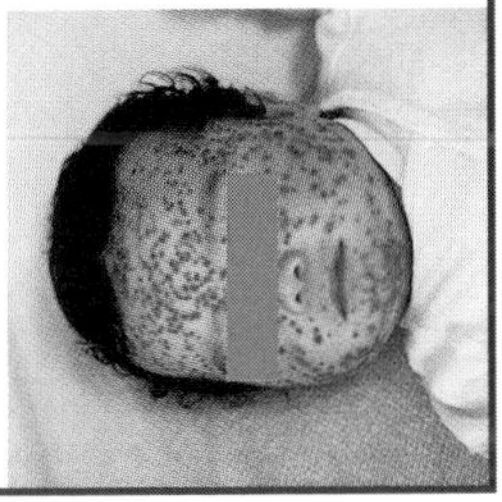

水いぼ

伝染性軟属腫《でんせんせいなんぞくしゅ》ウイルスに感染してできるいぼで、アトピー性皮膚炎の子によくみられる。表面がつるっとしてやわらかく、中央が少しくぼんだいぼ。破れると中のウイルスが飛び散って広がる。痛くもかゆくもなく、放っておいても消えることがあるが、増えたりほかの子にうつしたりするおそれがある。痛がるが、ピンセットでつまみとるほうがよい

とびひ

皮膚をかきこわしたところなどに、もともと皮膚についていた黄色ブドウ球菌などが感染。強いかゆみのある大小さまざまな水疱ができる。水疱が破れると中にいる原因菌が飛び散り、感染が広がる。治療には抗生剤を服用し、1日2～3回ぬるま湯で洗って薬を塗る。皮膚の消毒はかえって皮膚を傷めるので慎重に

関連する病気②

「じんましん」もかゆみが強い病気

皮膚が赤くふくらみ、かゆくてたまらない「じんましん」。原因は食物アレルギーの場合もありますが、ほかにもいろいろあり、不明のことも多いです。

皮膚が赤くふくらみかゆみを伴う

激しいかゆみとともに皮膚の一部が赤くふくらみ、数時間後にはあとかたもなく消えてしまうのが、じんましんの典型的な症状です。

皮膚の奥にあるマスト細胞が、なんらかの原因で刺激をうけてヒスタミンを放出すると、毛細血管が拡張します。そのため皮膚が赤く見えたり、血液の抗体成分が漏れ出して皮膚がふくらんだりします。知覚神経もヒスタミンに刺激され、かゆみが生じるのです。

アレルギー性ではないことが多い

じんましんの予防・治療は、原因となっているものを避けることが基本です。ただ、アレルギーによるじんましんは一部にすぎず、体調不良、温熱、圧迫、ウイルス感染などが関係します。くり返し現れ、慢性化することもあります。

抗ヒスタミン薬などで治療します。赤みとはれが続く場合は、別の病気が疑われます。

治療

刺激を与えるものを見つけて避けることが重要です。薬物療法をおこなうこともあります。

●抗ヒスタミン薬

かゆみのもとになるヒスタミンを抑える薬。錠剤、ドライシロップ、注射薬などがある

●生物学的製剤

くり返し起こり生活に支障がある場合などに検討する。注射薬

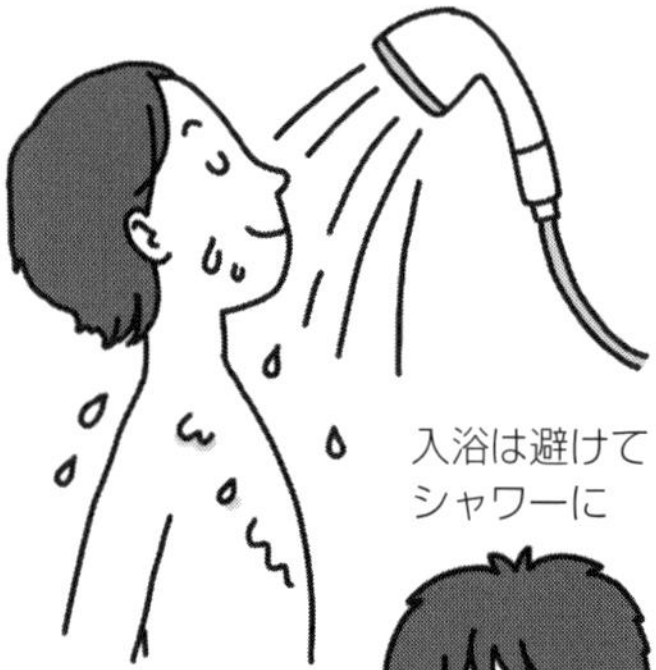

入浴は避けてシャワーに

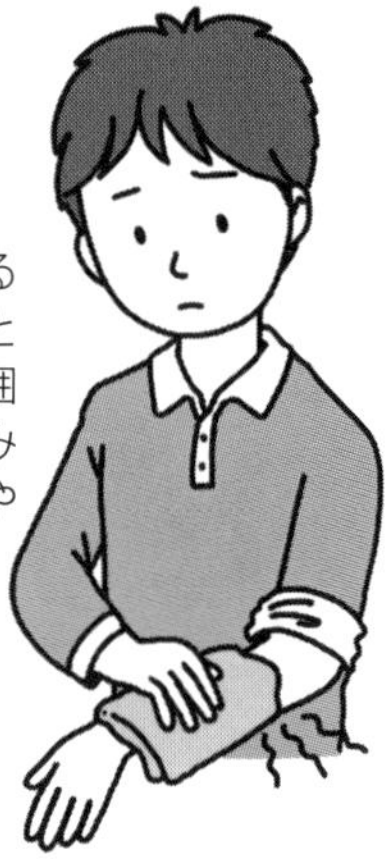

強いかゆみがあるが、かきむしるとじんましんの範囲が広がり、かゆみが強くなる。冷やすと楽になる

原因

じんましんはアレルギー性でない場合が多いです。下記のものが原因として考えられます。

食物	鶏卵、牛乳、小麦、魚介類、果物などの食物アレルギー、香辛料、食品中の防腐剤、人工色素　など
生活環境	寒冷、温熱、日光、ひっかくなどの物理的な刺激、圧迫　など
薬	使用した薬はすべて原因薬剤になりうる
仮性アレルゲン	鮮度の落ちた青魚　など（→P49）（ヒスタミン食中毒になる）
体内の問題	感染症、疲労、ストレス　など
その他	汗、自己抗体　など

注意！ アナフィラキシーの前ぶれ

じんましんが起こることもある。皮膚のかゆみだけでなく、のどにも違和感があれば、気道の粘膜にもじんましんが生じている。緊急の対応を

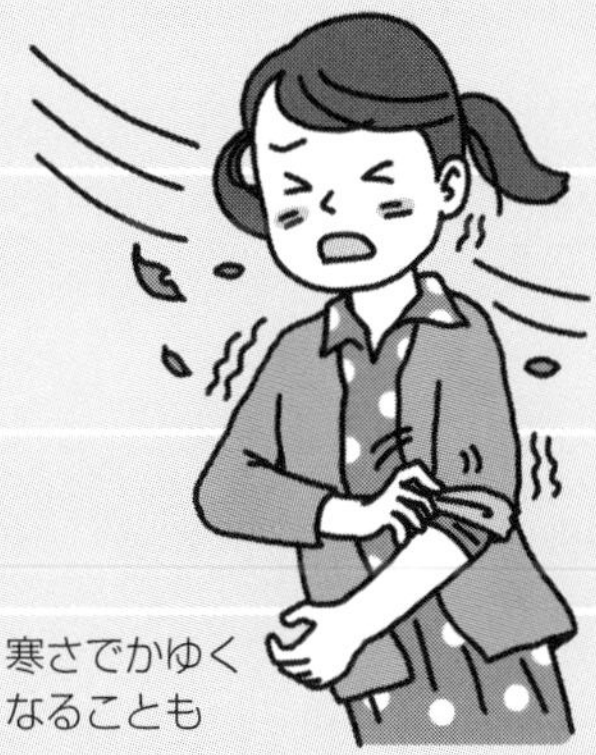

寒さでかゆくなることも

かゆみのストレスは性格にも影響？

かゆみをがまんするのは、痛みよりつらいという説も。かゆいと、いてもたってもいられません。

かゆみは子どもの心身にストレスになります。夜中に目がさめてかきむしってしまい、寝不足になる子もいます。いつもかゆいため、イライラして怒りっぽくなります。だるさやつらさをうまく伝えられないと、ささいなことでもすぐに泣いたり騒いだり……。その状態が続いていると、親は「この子はそういう性格だ」と思い込んでしまうでしょう。

適切な治療をしましょう。子どもに落ち着きが戻り、まるで性格が変わったように親は感じるかもしれません。しかし、それが子ども本来の性格なのです。

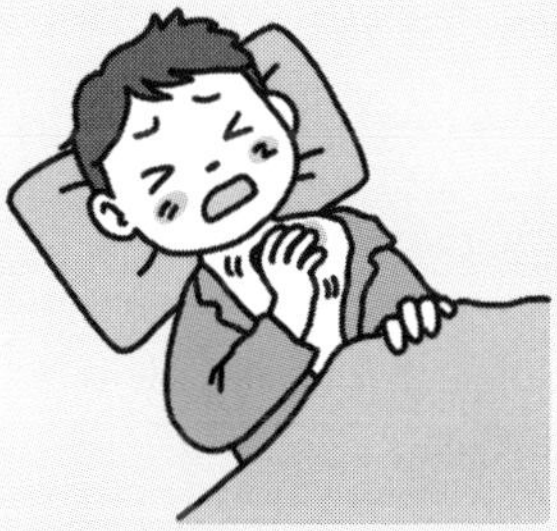

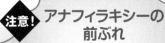

乳幼児のころから、ずっとかゆみに悩まされている子も

COLUMN

ペットはアレルギー症状を悪化させやすい

ペットから出るアレルゲンは粒子が小さく空気中に浮遊しやすいので、吸い込みやすい

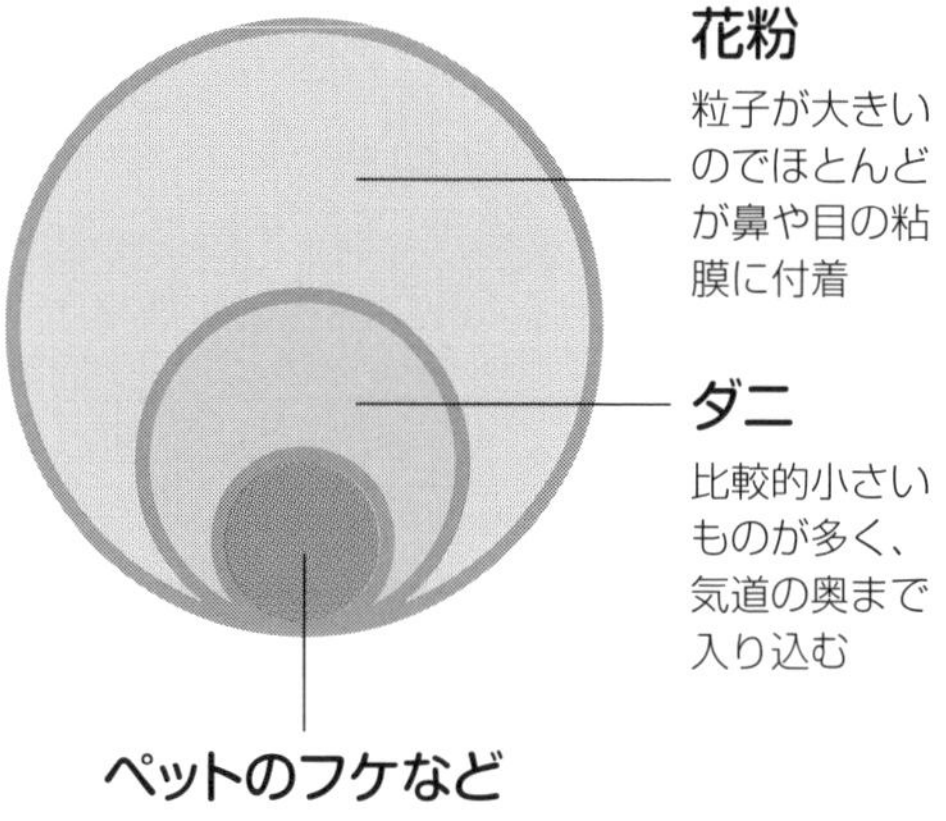

花粉
粒子が大きいのでほとんどが鼻や目の粘膜に付着
ダニ
比較的小さいものが多く、気道の奥まで入り込む
ペットのフケなど
極小のものはダニアレルゲンより小さい

イヌ　ネコ　鳥

ハムスター、ウサギなども。室内で飼う毛のあるペットは、種類を問わず、みな要注意

皮膚、鼻、目、呼吸器にも

　ペットは家族の一員だという家庭もあれば、これから飼いたいという家庭もあるでしょう。しかし、ペットはアレルギーの症状を悪化させる大きな要因になりえます。

　ペットアレルギーは、飼いだしてすぐには起こらず、数年後に発症することもあります。症状はいろいろで、皮膚、鼻、目のアレルギー症状、ぜんそくの原因になったり悪化要因になったりします。

　ペットのフケや毛、排泄物がアレルゲンになるほか、ダニなどが増えることも問題です。

　ペットを飼いたいという希望がある場合には、ＩｇＥ抗体を調べることと、実際にペットに触れてみて症状が起こらないことを確認するよう、おすすめします。

4

ぜんそく

上手に予防して発作を起こさせない

発作が起こるとあわててしまいがちですが
まずは発作の程度を見極めます。
子どもは症状が急に悪化しやすいので
油断は禁物。場合によっては救急で受診します。
ぜんそくは自己管理できる病気です。
発作を未然に防ぎましょう。

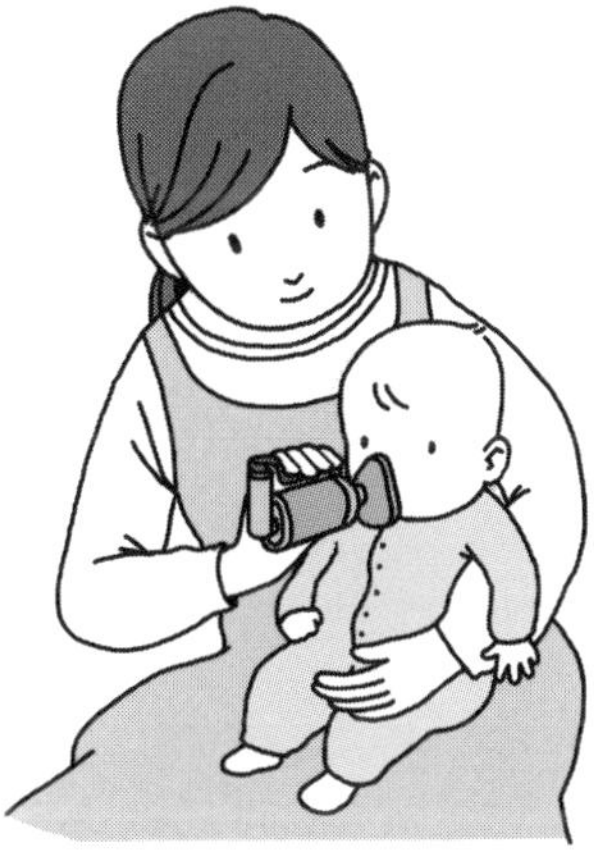

症状

ぜいぜいから大発作まで、レベルは三段階

吸ったり吐いたりする空気の通り道が気道です。ぜんそくは気道が狭くなり、息が苦しくなる発作をくり返す気管支の病気。ぜんそく発作の程度は三段階に分けられます。

発作の程度と対応

低年齢の子ほど、発作が起きているかどうかの判断や、発作の程度を見定めるのは、むずかしいもの。子どものようすをよくみて対応しましょう。

小発作

- せきや鼻水が出る
- ひゅーひゅー、ぜいぜいという呼吸音（喘鳴《ぜんめい》）がする
- 呼吸数が少し増えている
- 少しきげんがわるい

対応

安静にさせ、発作止めの薬を使って落ち着かせる。たびたび発作が起こるようなら次回の予約日より早めに受診

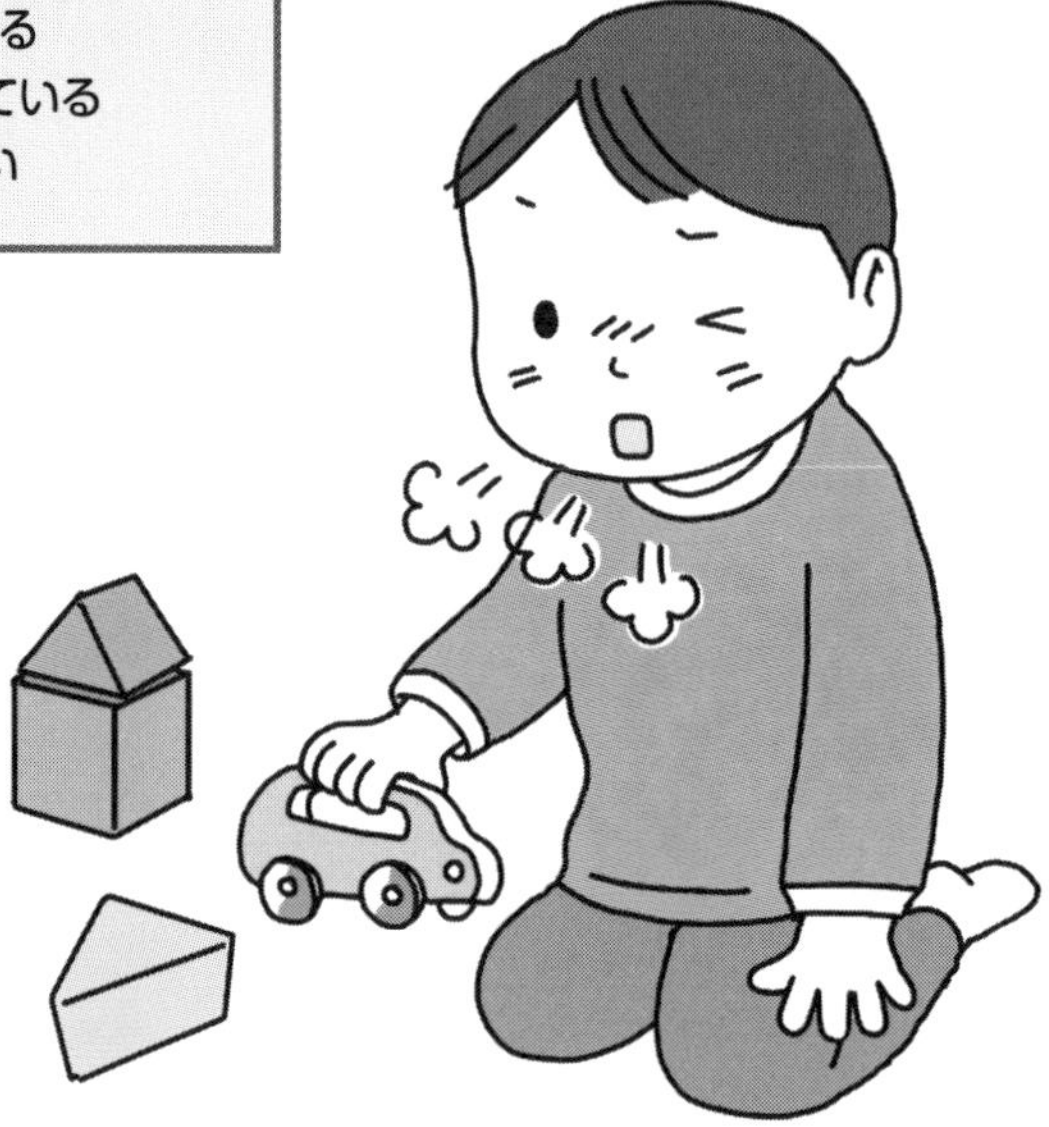

コンコンせきをしながらでも、遊ぶことができる

子どものぜんそく発作は進行が速い

乳幼児は、かぜをひいただけでもぜいぜいしがち。けれど、何度もくり返し、息苦しさもあるようなら、ぜんそくかもしれません。

子どもはもともと気道が狭いため、ちょっとした刺激で気道がふさがり、急速に症状が悪化していくことがあります。軽くぜいぜいする程度の発作でも、すばやい対応が必要です。

発作時には息が吐き出しにくくなるため、吸う息より吐く息のほうが長くなる呼気延長《こきえんちょう》がみられます。また、息を吸うときに、のどの下や鎖骨《さこつ》の上などが引っ込むような陥没《かんぼつ》呼吸がみられる場合は、症状が悪化しているサインです。

みるところ

小さな子どもは息苦しさを言葉で訴えられません。発作が起きているのか、症状の程度はどのくらいか、子どものようすから大人が判断します。

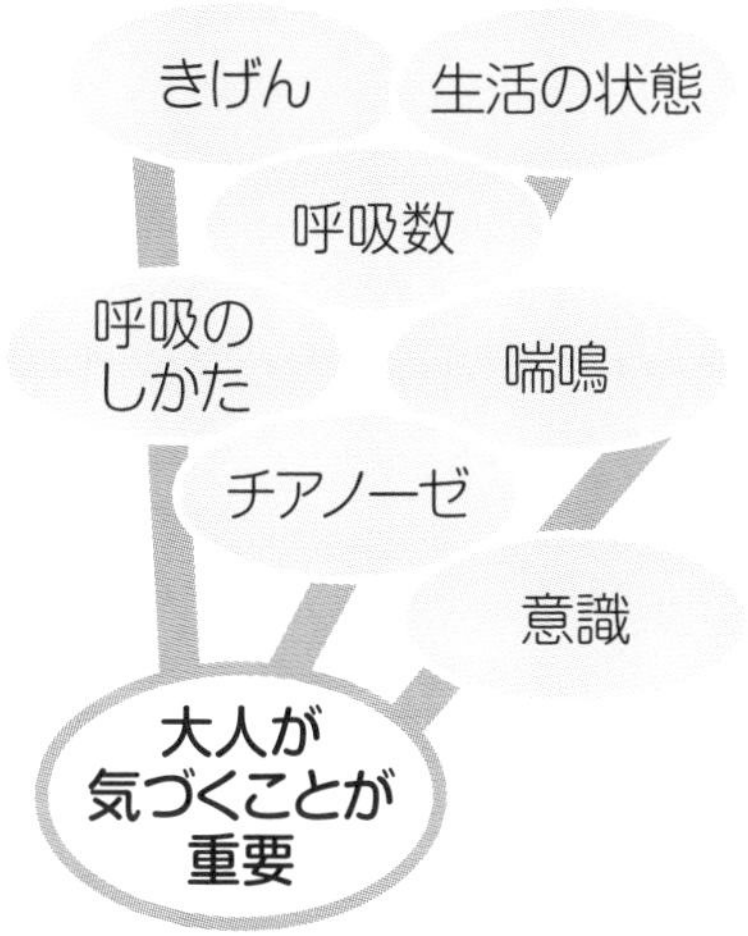

きげん
生活の状態
呼吸数
呼吸のしかた
喘鳴
チアノーゼ
意識
大人が気づくことが重要

中発作

- せきが強く出る
- せきとともに嘔吐《おうと》する
- ひゅーひゅー、ぜいぜいが明らか
- 呼気延長がある
- 横にすると苦しがる
- きげんがわるくミルクの飲みがわるい

対応

すぐに発作止めの薬を吸入したり飲ませたりする。改善しなければもう一度。それでも落ち着かなければ救急外来を受診

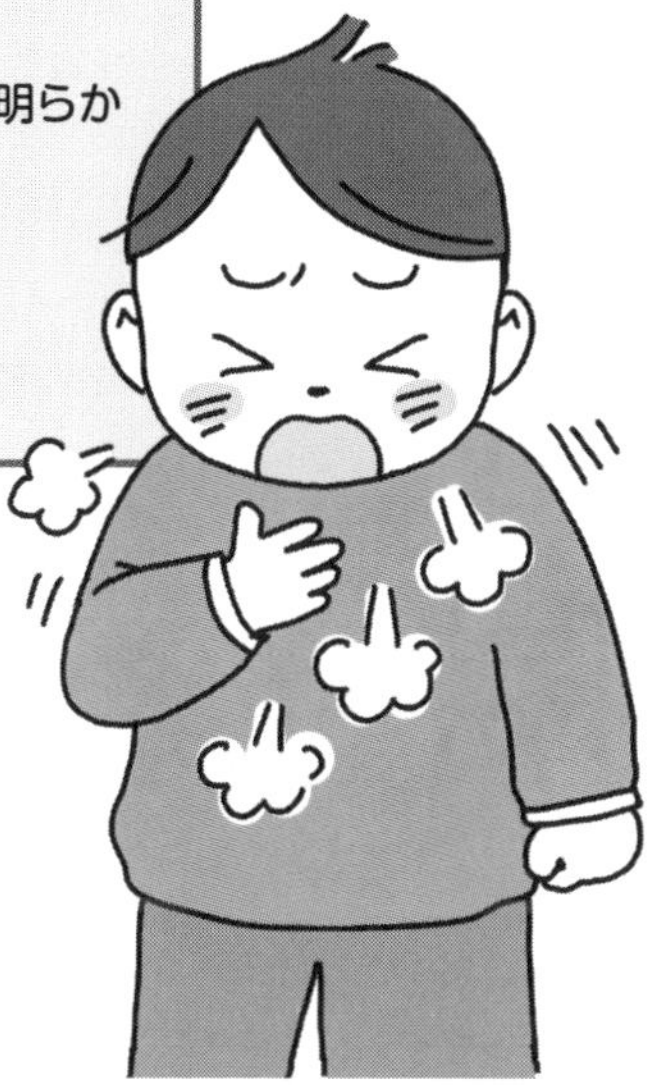

せきがひどくてつらそう。肩を上げて呼吸している

大発作

- ひゅーひゅー、ぜいぜいが激しい。ただし、気道がふさがってしまうと、音がやむ
- 息をするときに前かがみになったり、体を動かしたりする
- 呼気延長が明らか
- 言葉が途切れがちになる
- 苦しそうな表情で、うめき声を上げる
- 冷や汗をかき、息苦しさから暴れまわる
- 唇が青くなり（チアノーゼ）、ぐったりする

対応

すぐに発作止めの薬を吸入したり飲ませたりすると同時に、急いで救急外来を受診する。症状が重ければ救急車を呼ぶ

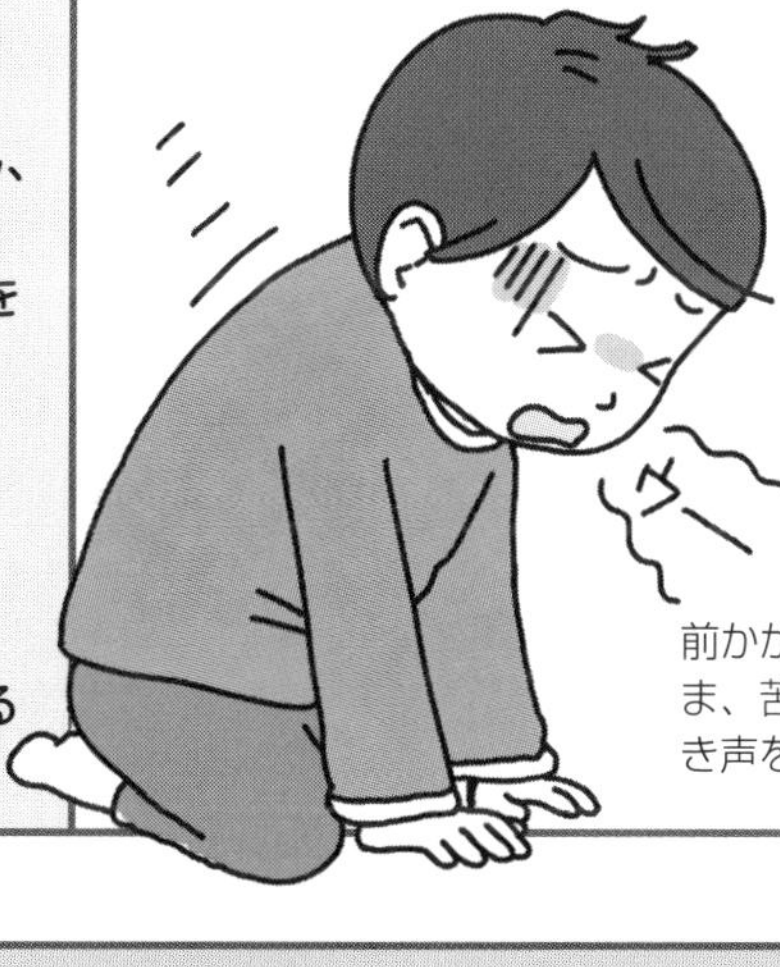

ウー

前かがみになったまま、苦しそうなうめき声をもらしている

これ以上の発作は「呼吸不全」で危険な状態

原因①

気道過敏性があり、異物に反応しやすい

ぜんそくの子の気道はふだんから粘膜がはれぼったくなっているうえ、ちょっとした刺激に過敏に反応しがち。それが息苦しさを引き起こす原因になっています。

気道に炎症が起こる

ぜんそくの子の気道は、発作がないときも慢性的な炎症が続いています。多くの場合、アレルギー反応が炎症を引き起こす原因になっているのです。

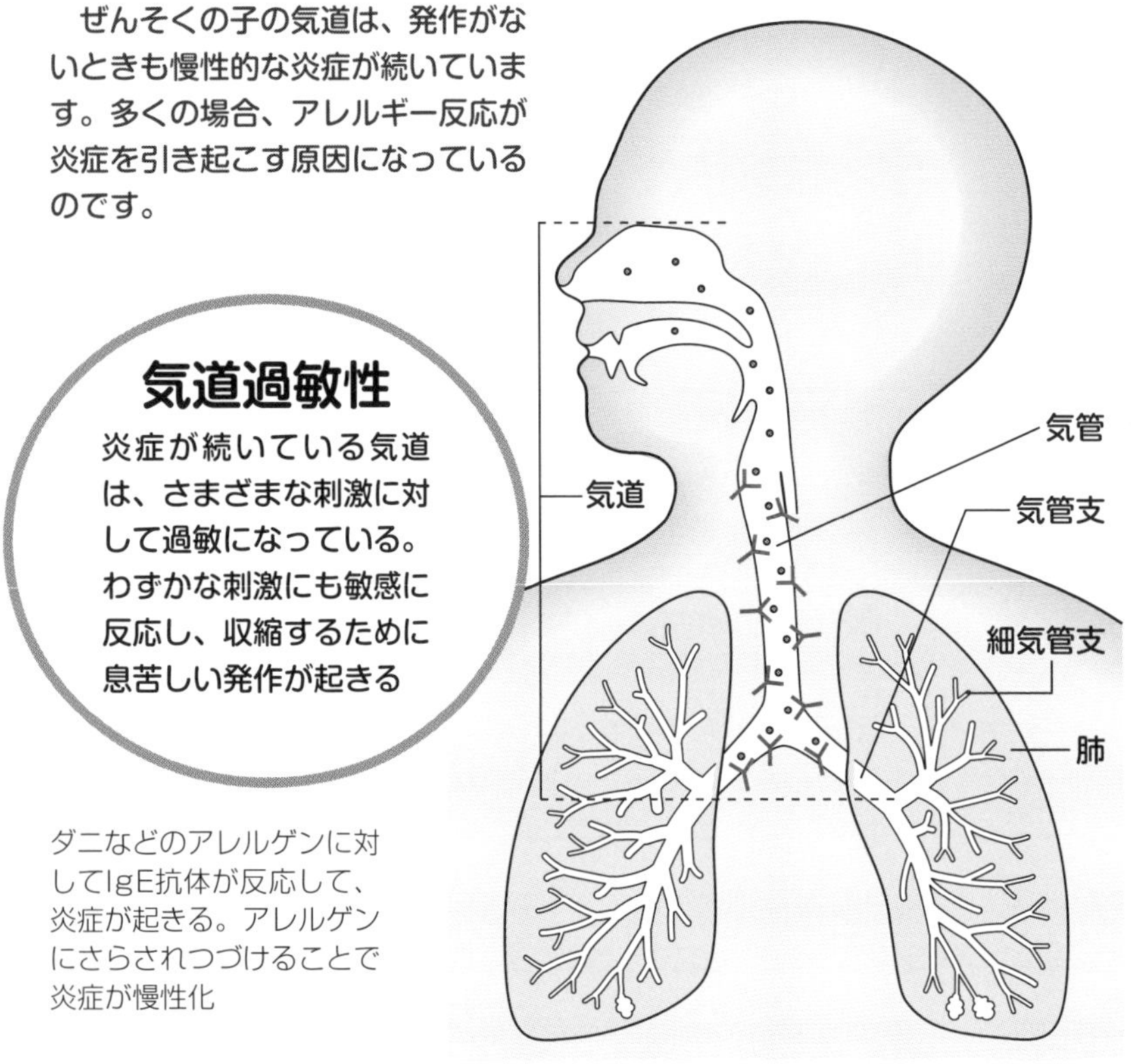
気道過敏性
炎症が続いている気道は、さまざまな刺激に対して過敏になっている。わずかな刺激にも敏感に反応し、収縮するために息苦しい発作が起きる
気管
気道
気管支
細気管支
肺

ダニなどのアレルゲンに対してIgE抗体が反応して、炎症が起きる。アレルゲンにさらされつづけることで炎症が慢性化

気道に異物が入ると炎症を起こしやすい

子どものぜんそくの大半は、鼻かぜの原因となるライノウイルス感染症や、アレルギーが関与しています。

アレルギーによるぜんそくで慢性的な炎症が続くと、気道は狭くなり、刺激に対しても敏感になっていきます。そこへなんらかの刺激が加わると炎症が強まり、さらに気道が狭まります。その結果、発作症状が起こります。

ウイルスや細菌のような有害な異物はもちろん、健康な人ならなんでもないような、煙に含まれる微粒子や、冷気、香水のにおいなどが刺激になって発作を起こしてしまうこともあります。

気道のようす

気道は内側から上皮細胞《じょうひさいぼう》、基底膜《きていまく》、粘膜下《ねんまくか》層《そう》が層をなして壁をつくり、その外側を平滑《へいかつ》筋《きん》という筋肉が取り巻いています。

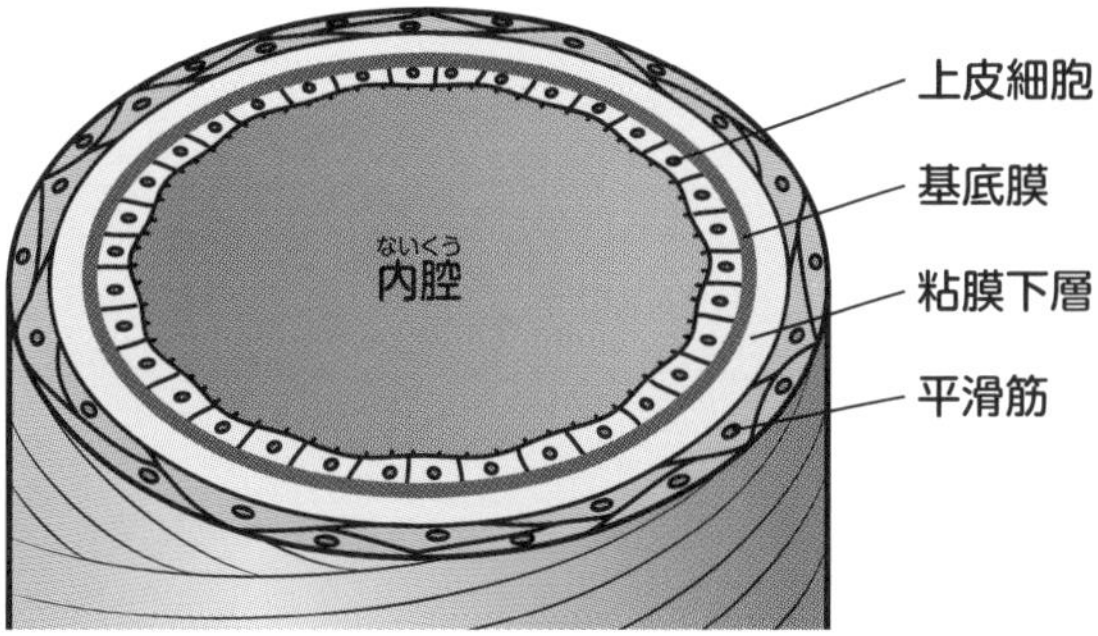

内腔《ないくう》
上皮細胞
基底膜
粘膜下層
平滑筋

バリアがこわれている

上皮細胞がはがれ落ちた気道粘膜は、異物をはねのけるバリア機能が損なわれています。そのため、アレルゲンの侵入や異物の刺激にすぐ反応し、炎症が強まってしまいます。

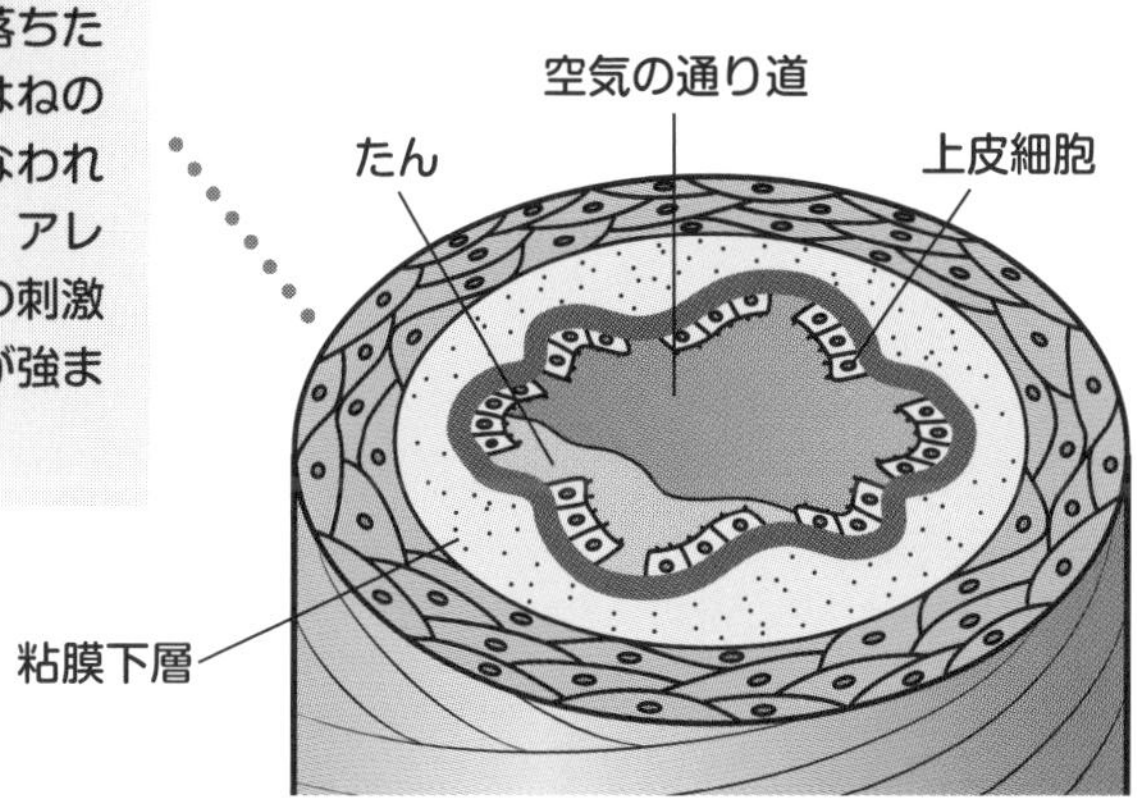

空気の通り道
たん
上皮細胞
粘膜下層

健康な人

平滑筋が縮んだり伸びたりすることで、気道は狭まったり、広がったりしますが、内腔に十分な広さがあるため、楽に呼吸できます。

ぜんそくの患者

気道に慢性的な炎症が起きています。上皮細胞はところどころはがれ落ち、粘膜下層にはむくみが生じています。たんの分泌も増え、気道が狭くなっています。

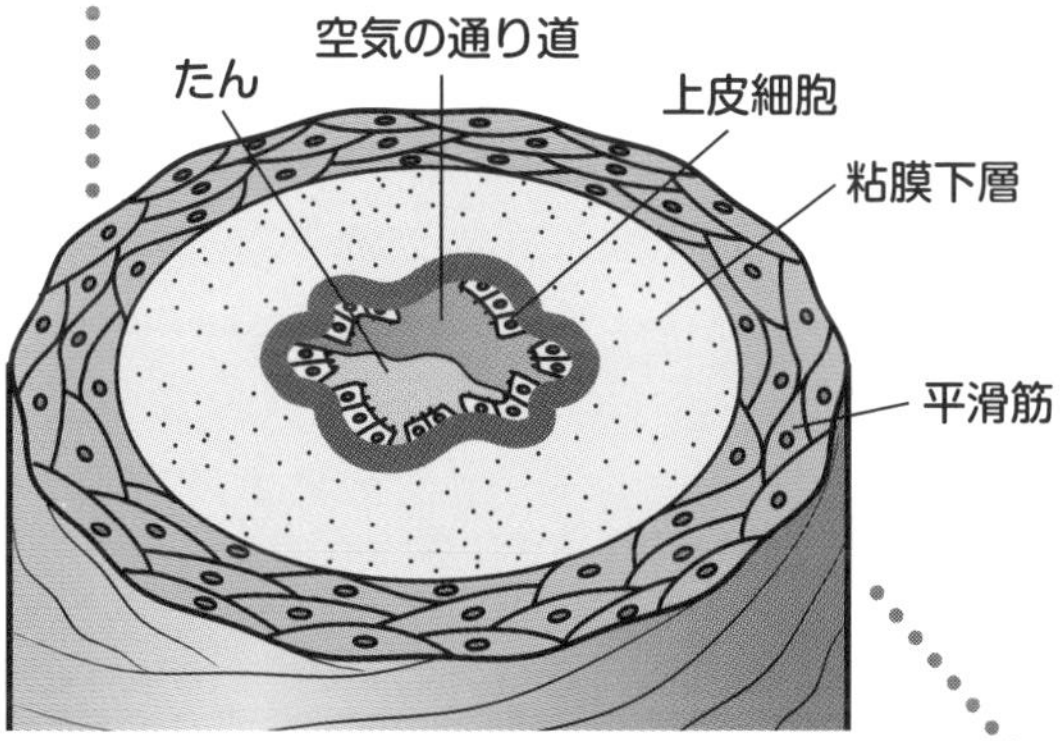

空気の通り道
たん
上皮細胞
粘膜下層
平滑筋

発作のとき

なんらかの刺激が加わると、粘膜下層のむくみが強くなり、たんも増えて気道が極端に狭まります。平滑筋が強く収縮して気道をしめつけ、ふさがります。

空気が通らないので苦しい

気道が狭まっていると空気がスムーズに通らないため、息苦しく感じます。平滑筋の収縮が起こるとさらに気道は狭くなり、ますます息苦しさが強まります。

原因②

ぜんそくを悪化させるものに注意を

もともと過敏な気道は、発作をくり返すことでさらに炎症が進み、さらに過敏になっていきます。気道の状態を悪化させ、発作の引き金になるものをつねに避けるよう注意します。

増悪因子があるとぜんそくがひどくなる

ぜんそくになるかどうか、その程度がひどくなるかどうかは、環境が大きく影響しています。

気道の炎症を強めるさまざまな刺激は、ぜんそくを悪化させます。刺激が引き金となって起こる発作のくり返しで、気道の状態はますます悪化していくからです。

発症の原因

もともとの体質に刺激が加わることで、ぜんそくが発症します。刺激は発作の引き金にもなります。

アレルゲン

ダニに対してはぜんそくの子の大半が反応を示す。ペットのフケ、カビなどがアレルゲンになっている場合もある

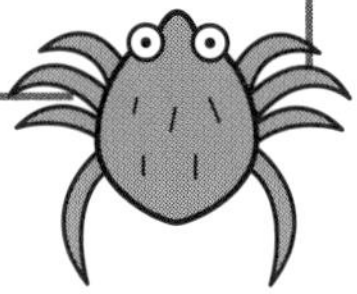

アレルギー体質＋気道過敏性

もともとアレルゲンに対して反応しやすく、慢性的な炎症により刺激に過敏になっている

大気の汚れ

排ガスやタバコの煙、花火の煙などで汚れた空気のなかにはさまざまな微粒子が含まれており、気道を刺激する

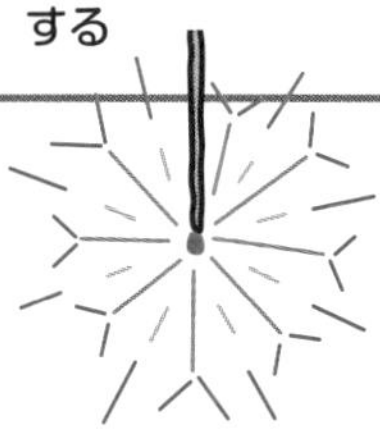

呼吸器疾患

乳幼児のウイルス感染による細気管支炎は、ぜんそくの発症リスクを高める。また、鼻かぜにかかると発作が出やすくなる

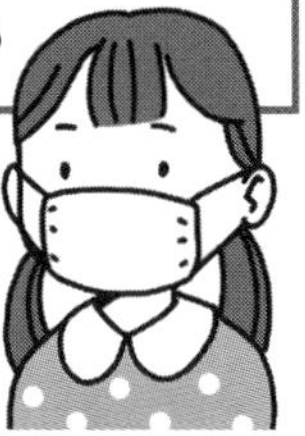

薬物が原因のことも

大人では、解熱鎮痛剤がぜんそく発作の原因になることがあります。この場合、服薬後三時間以内に激しい発作が起こります。

アスピリンぜんそくといわれますが、アスピリン以外の薬でも生じます。子どもでも解熱鎮痛剤の安易な使用は慎みましょう。アレルギー症状が出やすくなることが知られています。

増悪因子

ぜんそくの発作をくり返すことで、気道の状態は悪化し、ますます発作を起こしやすくなっていきます。発作の引き金になるような増悪因子にはどのようなものがあるかを知っておきましょう。

興奮、大騒ぎ

はしゃぎすぎて呼吸が激しくなったり、大笑いしすぎたり、ドタバタとほこりをたてたりすると、発作が起こりやすくなる。大泣きする、激しく怒るなども同じ

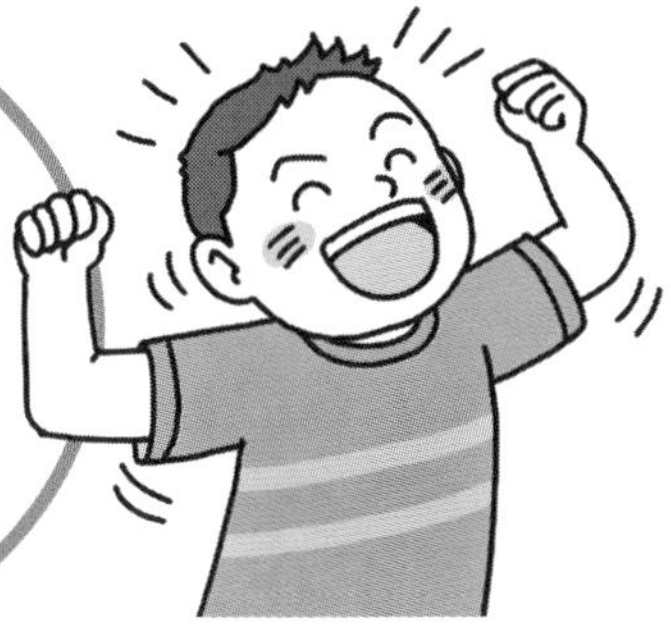

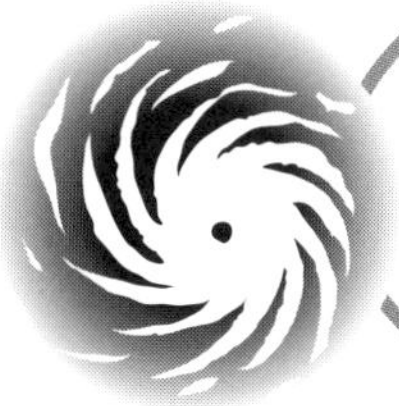

気候、天候

温度や湿度の変化が刺激となる。季節の変わり目や、前日とくらべて3℃以上の気温低下がある日、台風の前などは発作が起こりやすくなる

運動

運動誘発ぜんそく

運動がきっかけになって、発作が起こることがあります。呼吸数の増加によって気道の粘膜が乾燥し、刺激を受けやすくなるためです。

とくに注意したいのは、サッカーやマラソン、バスケットなど、走り回って息が荒くなるようなスポーツです。

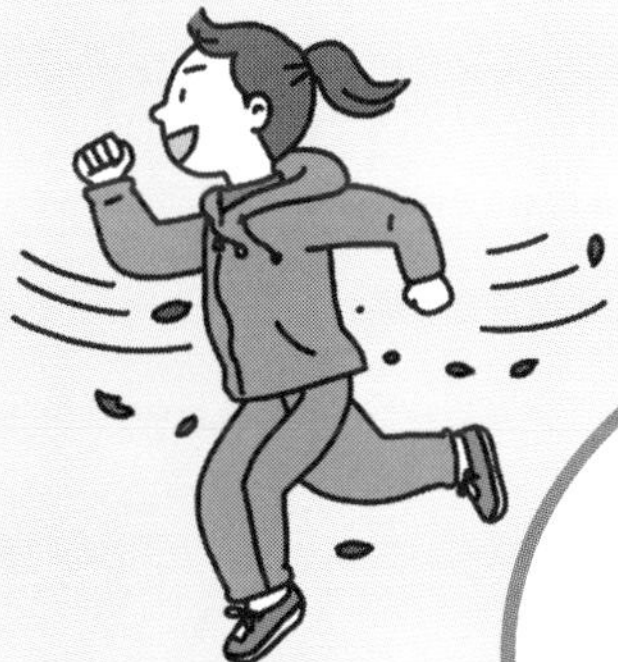

気温がぐんと下がった日にはとくに注意

家族の喫煙

タバコの煙に含まれる有害物質は症状を悪化させるだけでなく、治療に対する反応も低下させる。家族に喫煙者がいるぜんそくの子は、救急外来にかけこむ回数が多い

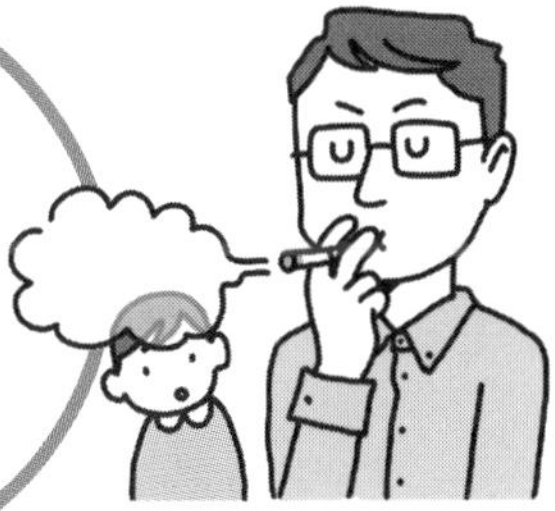

疲れ

夜更かしが続いたり、塾や習い事などでスケジュールが過密になっていたり、運動会などの行事の前後など、疲れがたまっているときには発作が起こりやすくなる

ストレス

勉強についての悩み、家族や友だちとの関係についての悩みなど、さまざまな精神的なストレスが、発作の誘因になったり、症状を重くしたりする要因になる

治療①

発作止めと予防薬を併用していく

ぜんそくの治療を進めていくうえで欠かせないのが、薬物療法です。ぜんそくの治療薬にはさまざまなものがありますが、使用する目的によって、大きく二つに分けられます。

二つのジャンルの薬を使っていく

ぜんそくの治療は、狭くなった気道を広げて呼吸を楽にすることと、炎症を抑えて気道の状態をよくしておくことが目的です。

目的に合わせて二つのジャンルの薬を併用します。発作を止める薬は「リリーバー」です。吸入の$β_2$刺激薬を使うことが多いです。

気道の状態を管理する薬は「コントローラー」です。コントローラーはぜんそく治療の中心で、発作がないときも使いつづけます。吸入ステロイド薬や長時間作用する$β_2$刺激薬との合剤、抗アレルギー薬などを使います。このほか、短期的に貼布薬などを追加することもあります。

リリーバー

起きてしまった発作を止めるために一時的に使う薬です。収縮した平滑筋をゆるませ、狭くなった気道を広げます。

$β_2$刺激薬（気管支拡張薬）	**メプチン**（吸入液、吸入薬、経口薬） **ベネトリン**（吸入液、経口薬） **サルタノール**（吸入薬） **アスプール**（吸入液） **セレベント**（吸入薬）
	ブリカニール（注射薬） **プロタノール**（注射薬）
その他	気道の粘液を溶かしたり痰をとってせきを鎮めるレスプレン、ムコダイン、ムコソルバン

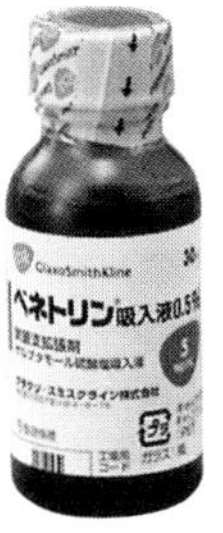

ベネトリン吸入液

＊経口薬：錠剤などの飲み薬。吸入薬：自分で吸い込むドライシロップ。吸入液：専用の器具で霧状にして吸う薬。貼布剤：皮膚に貼る薬

コントローラー

炎症を抑えたり、気道を広げつづけることで、新たな発作を予防する薬です。ある程度長い期間使いつづけます。このほか、Th2サイトカイン阻害薬のアイピーディを使うこともあります。

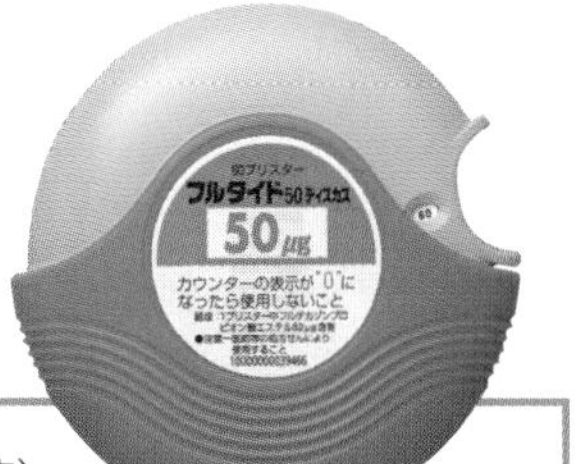

フルタイド50ディスカス

吸入ステロイド薬	キュバール（吸入薬）　パルミコート（吸入液） フルタイド（吸入薬）　オルベスコ（吸入薬）
合　剤 **（吸入ステロイド薬＋長時間作用性β_2刺激薬）**	アドエア（吸入薬）　フルティフォーム（吸入薬）
ロイコトリエン受容体拮抗薬 **（抗アレルギー薬）**	オノン（経口薬）　プランルカスト（経口薬） シングレア（経口薬）　モンテルカスト（経口薬） キプレス（経口薬）
抗ヒスタミン薬 **（抗アレルギー薬）**	ザジテン（経口薬）　ニポラジン（経口薬） ゼスラン（経口薬）
生物学的製剤	ゾレア（注射薬）　ヌーカラ（注射薬）　デュピクセント（注射薬）

短期追加薬

発作時に短期的に追加することがあります。効果が現れるまで数時間かかり即効性はありません。

ホクナリン（貼布薬）

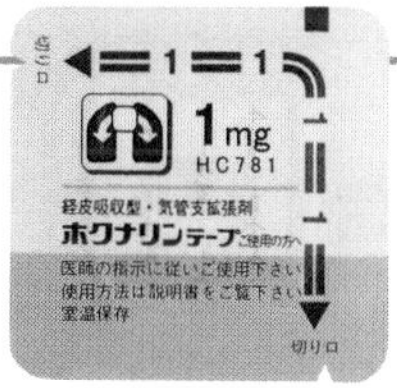

ホクナリンテープ

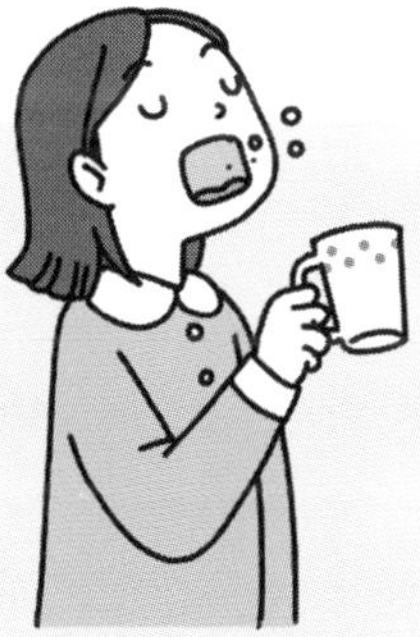
吸入ステロイドを使ったら、うがいをする。できない子は水を飲む

ステロイドを長期に使用して副作用は？

吸入ステロイド薬は気道に直接届きます。局所だけに作用するので、毎日使いつづけても、心配するような全身性の副作用はありません。ただし、口内炎ができやすくなるので、吸入後のうがいは必ずおこなってください。

発作時には経口や注射でステロイド薬を使うことがありますが、一時的。使わないリスクのほうが、ずっと高いです。

治療②

重症度をみて、すみやかに治療法を決める

どんな薬を使って治療を進めるかは、ぜんそくの重症度をみて決めていきます。重症度は、どの程度の症状が、どのくらいの頻度で起こるかで判断されます。

治療の目的

症状なく日常生活が送れるようにすることが治療の目的です。上手なコントロールを続けていけば気道の状態も改善し、ますます症状は軽く、出にくくなっていきます。

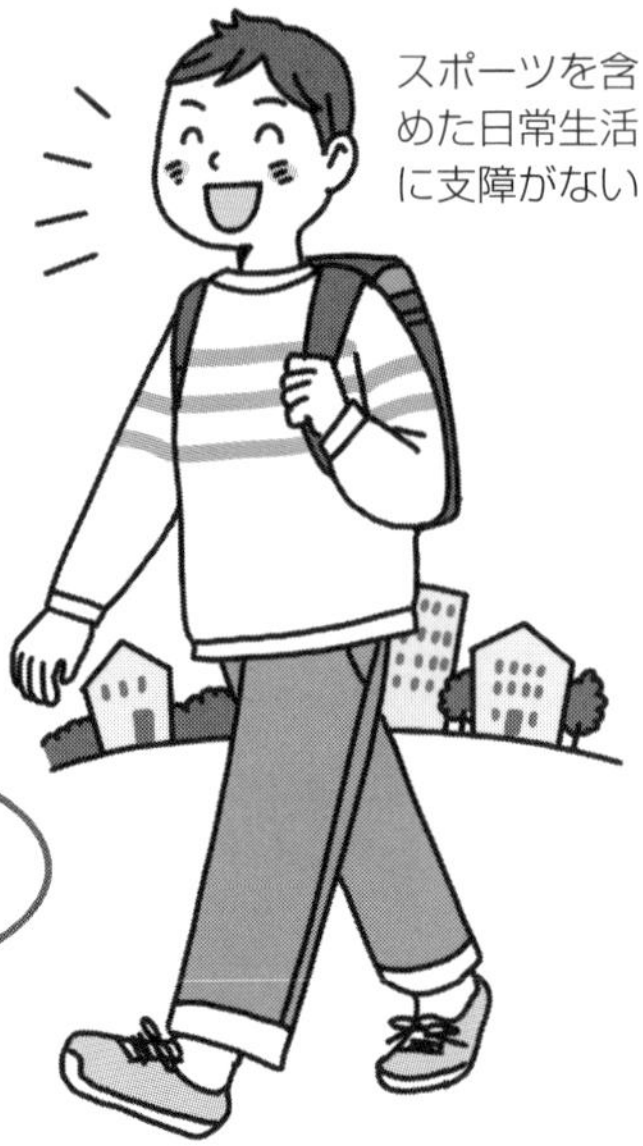

スポーツを含めた日常生活に支障がない

- 呼吸機能が保たれている
- 園や学校を休まない
- 薬をほとんど使わない
- 昼夜を通じて発作がない
- 日常生活を普通に送ることができる

ステップ2

軽い症状／月1回～週1回
（軽症持続型）

ときどき呼吸困難が起こるが日常生活に支障はない

治療

【基本治療】吸入ステロイド薬（低用量）あるいはロイコトリエン受容体拮抗薬

ステップ1

軽い症状／年に数回
（間欠型）

気管支拡張薬で短期間で改善する

治療

【基本治療】コントローラーなし

【追加治療】ロイコトリエン受容体拮抗薬

5歳以下の例を示した。年齢や症状によって加減する

ステップダウン・ステップアップ

ぜんそくの重症度に応じて、治療に用いる薬や使い方は段階的に替えていきます。コントロール良好な状態が続けば、１段階低い治療レベルにステップダウン、逆に発作が防ぎきれないようなら高いレベルの治療にステップアップさせます。

ステップ4

毎日発作があり
週に1～2回は中・大発作
（重症持続型）

治療

【基本治療】吸入ステロイド薬（高用量）、ロイコトリエン受容体拮抗薬の併用

【追加治療】吸入ステロイド薬の増量、β_2刺激薬（貼布）併用、経口ステロイド薬

ステップ3

軽い症状／週１回～毎日
（中等症持続型）

ときどき中・大発作があり
日常生活に支障が起こる

治療

【基本治療】吸入ステロイド薬（中用量）

【追加治療】ロイコトリエン受容体拮抗薬の併用

短期追加治療

すべてのステップで、短期追加治療として貼布もしくは経口の長時間作用性β_2刺激薬を数日から2週間以内使う

なお、生物学的製剤は、重症持続型で6歳以上の場合、使用を検討することがある

成長するにつれ軽症になることが多い

子どものぜんそくの大半は六歳までに発症し、成長とともに軽くなる傾向があります（乳児についてはP87参照）。中学生になるころには、七割の子が薬を使わなくても症状が出ないくらいまで改善しています。

ただ、症状はおさまっていても、運動したときにせきが出たり、苦しくなったりするなら、治っているとは判断しません。

長期管理はステップに応じて

発作が出ないようにする治療は長期にわたって続けることが必要です。そのために必要な薬の種類や量は重症度によって違います。

そこで、長期管理のための治療は、重症度にあわせてステップ１から４まで設定されています。それぞれの症状をみながら、どの段階の治療をおこなうか決めます。学童ではステップ２から、吸入ステロイド薬で長期管理します。

自己管理①

吸入用スペーサーは常備しておきたい

長期管理薬を使っていても、発作が起きるときは起きるものです。まず自宅で手当てできるように、日ごろからの備えをしておきます。ただし、発作の程度によっては、救急外来を受診しましょう。

発作が起こったら

もっとも速く効果が現れるのは吸入する薬ですが、ドライシロップは、うまく吸えないこともあります。スペーサーを使えば確実に吸入できます。スペーサーを備えておきましょう。

エアロチャンバー・プラス

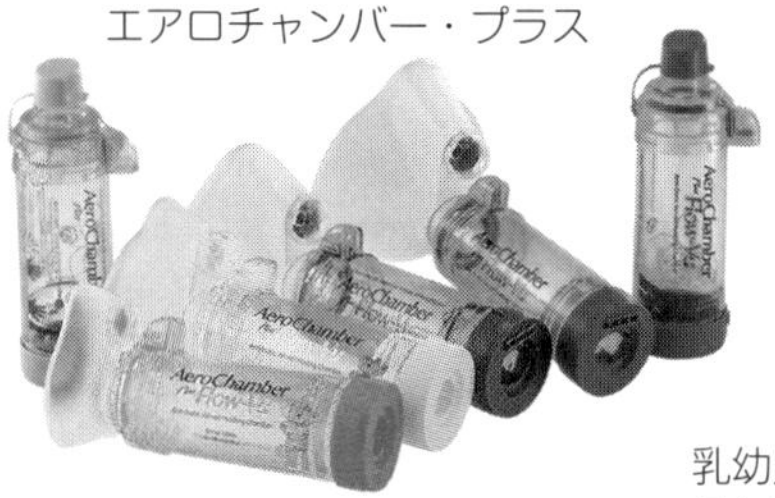

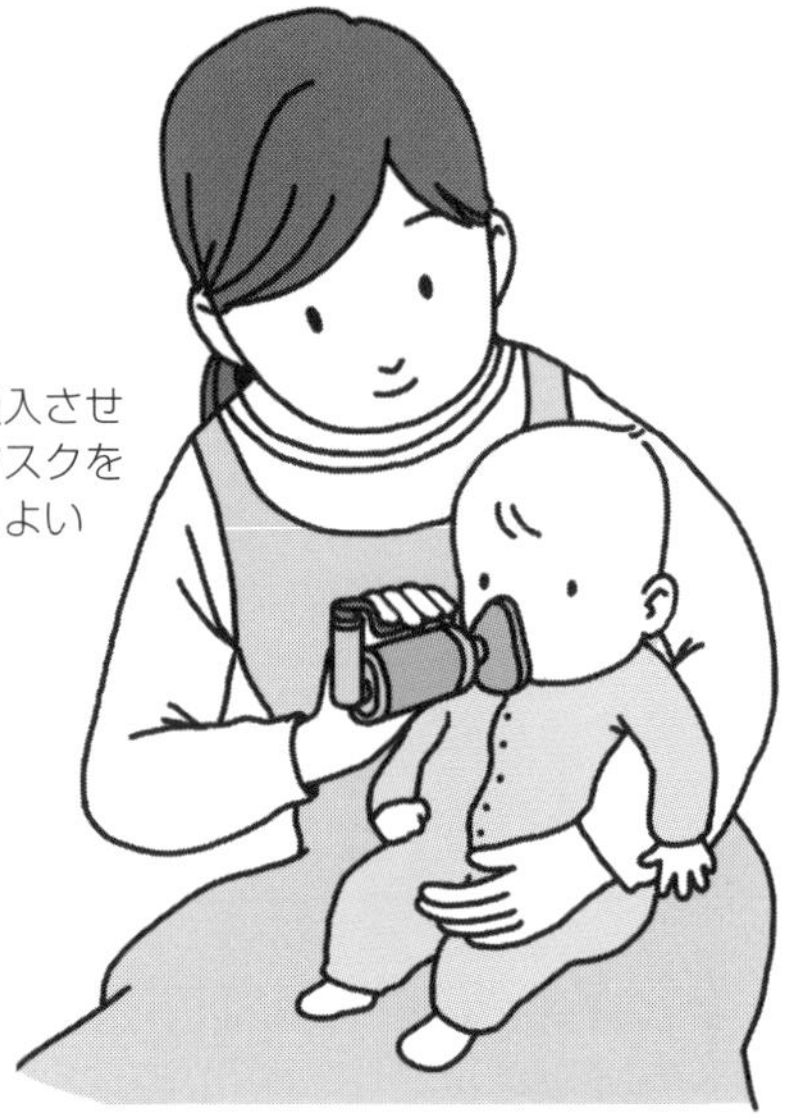

乳幼児に吸入させるには、マスクを使用するとよい

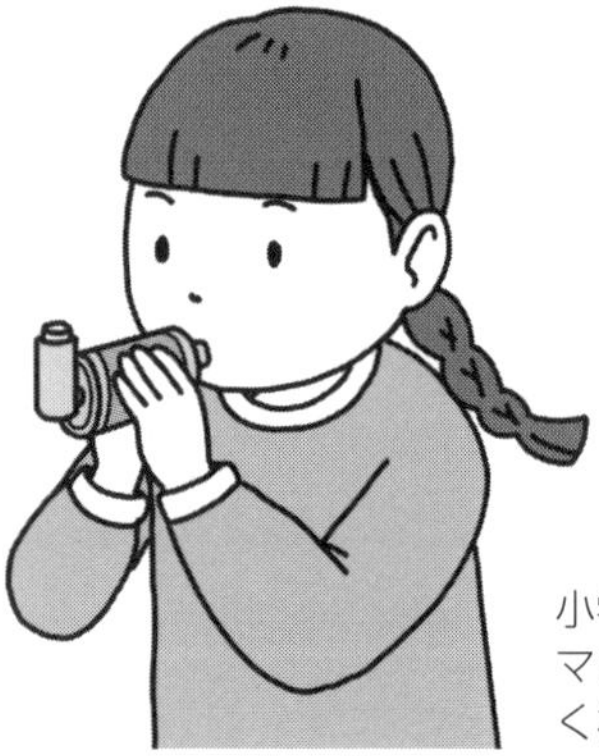

小学生になるとマウスピースをくわえて吸入できるようになる

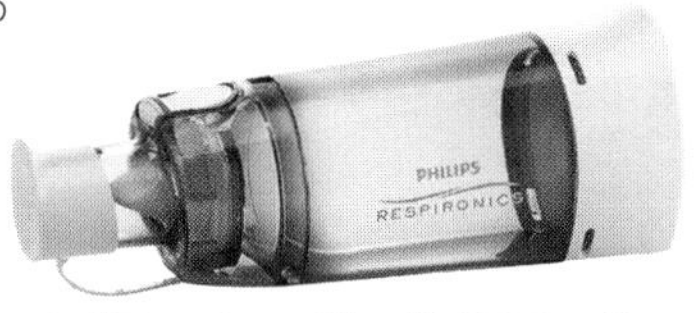

オプティチャンバーダイアモンド

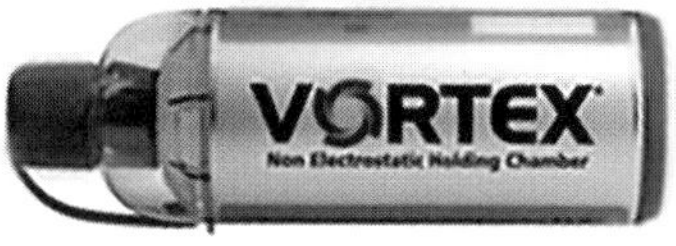

ボアテックス

救急外来で受診を

- 薬を使っても症状が悪化していく
- 唇や爪が白色になってきた
- 意識がもうろうとしている
- 激しい息づかいが急にやんだ

こんなことも役立つ

まわりの大人の不安は子どもにも伝わってしまいます。大人が落ち着いて行動し、子どもに安心感を与えることも発作をおさめるための大切なポイントです。

水分をとらせる

水を飲むと、狭くなった気道にからんだたんが切れやすくなります。冷たい水が自律神経を刺激し、気道を広げる作用も期待できます。

すわらせる

横になって苦しそうにしているときは、上体を起こしてすわらせましょう。寝ているよりすわった姿勢のほうが、呼吸は楽にできます。

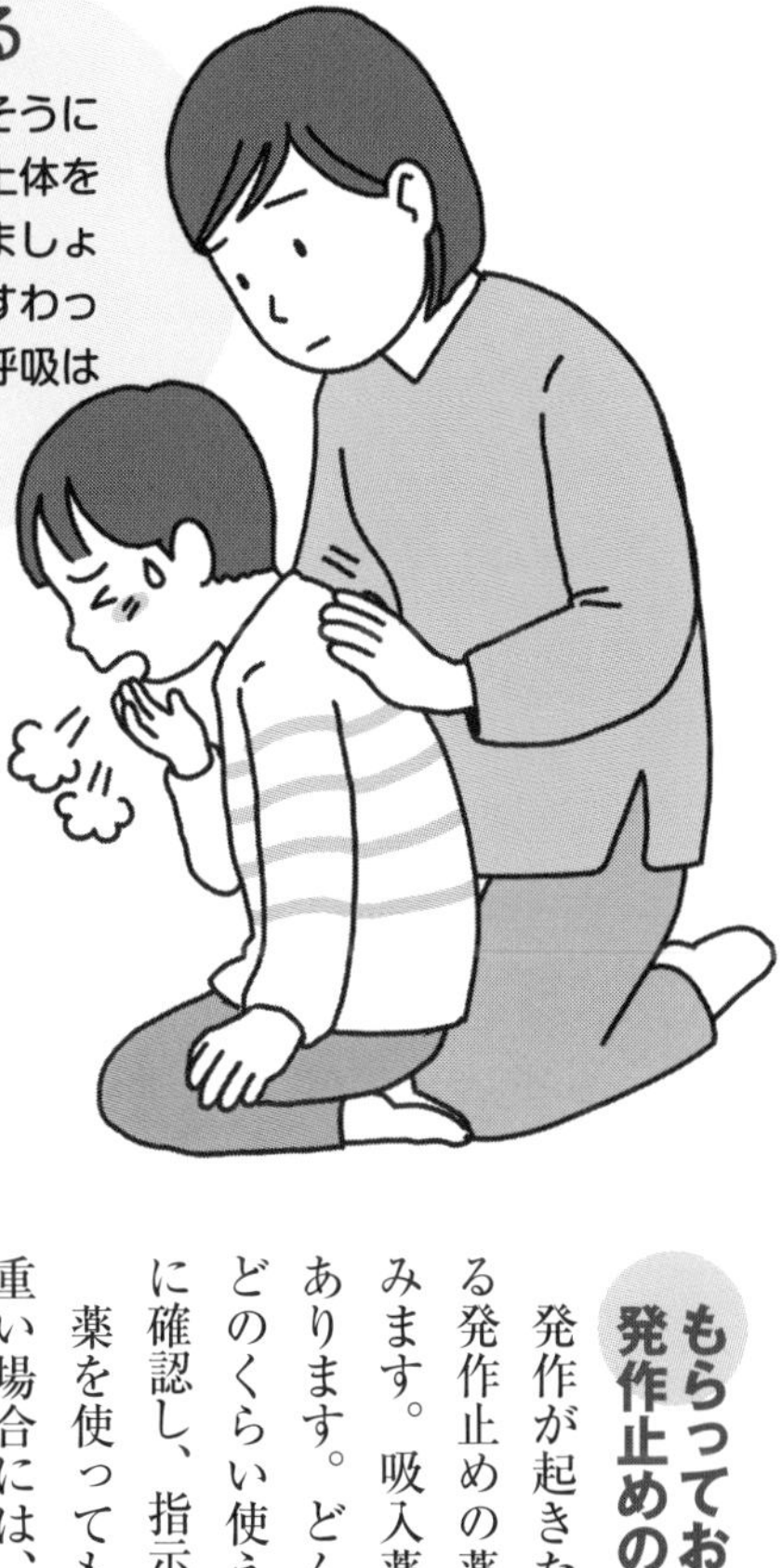

すわらせて背中をさすると気持ちが落ち着くことも

外気を吸わせる

閉めきった部屋のなかは、調理時の煙やほこりなどの刺激物が充満していることも。窓を開けてきれいな空気に入れ換えましょう。ドライブに連れ出すのもよい方法です。

腹式呼吸をする

息苦しいときは腹式呼吸が楽。おなかの奥まで息を吸い込み、ゆっくり長く息を吐き出す練習を、ふだんからしておきましょう。

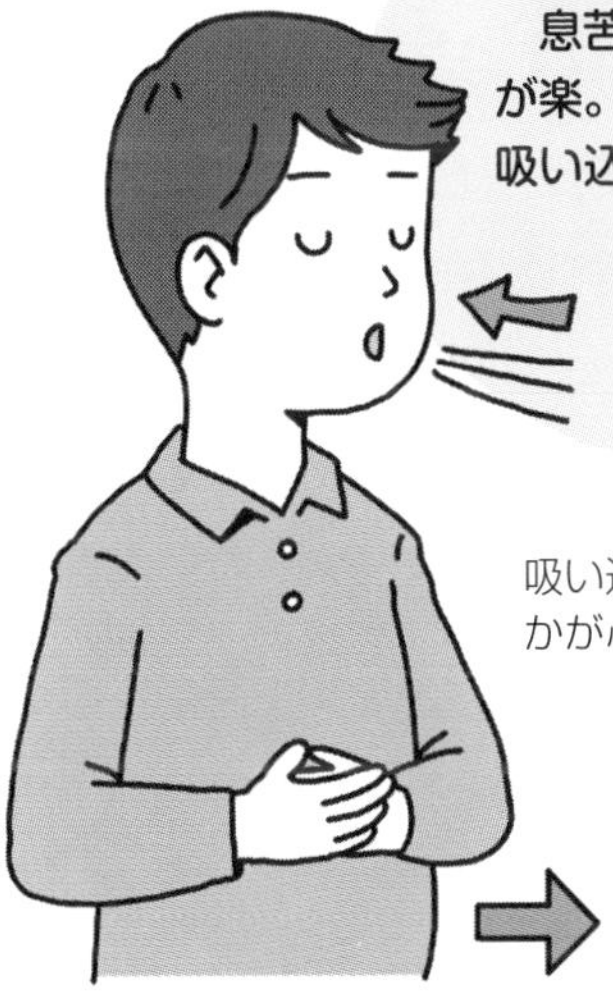

吸い込んだときに、おなかがふくらむように

もらっておいた発作止めの薬を使う

発作が起きたら、処方されている発作止めの薬を使ってようすをみます。吸入薬のほか、貼布薬もあります。どんなときに、なにをどのくらい使えばよいのか、医師に確認し、指示を守ります。

薬を使っても改善せず、症状が重い場合には、すぐに医療機関で治療を受けることをためらわないでください。

自己管理②

治療と管理は長期間続けていく

子どものぜんそくの症状は、成長とともに軽快していくことがほとんどです。
しかし、症状がおさまったからと勝手に治療をやめてしまうと、再び症状が悪化することがあります。

成人前に多くが治る

乳幼児期に発症したぜんそくの７割程度は、12～13歳くらいまでには薬を使わなくても症状が出なくなります。しかし、成人まで持ち越してしまう人もいます。

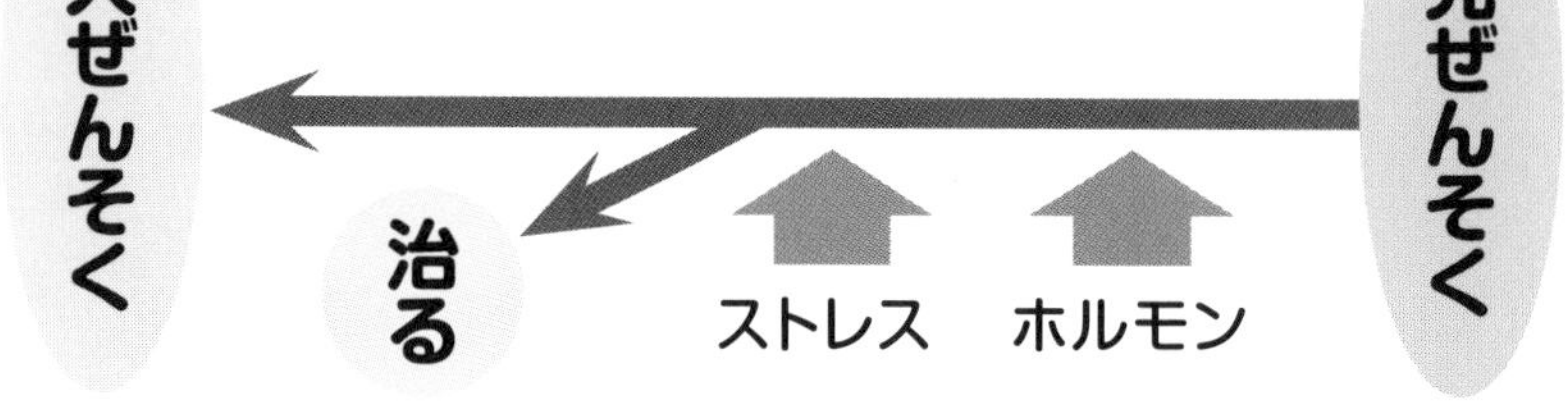

小児ぜんそく
成人ぜんそく
治る
ストレス
ホルモン

成長するにつれ、性ホルモンの分泌など体が変化していく。
多少のストレスがあっても症状が出なくなる子が多い

園や学校で、本人や先生が注意すること

ぜんそくが治癒するまで、アレルゲンをしっかり除去します。
発作が起こったときの対応も知っておきます。

〈注意の例〉

- **動物との接触**：飼育係などは避ける。動物園の遠足も要注意
- **体験学習、授業内容など（→P47）**：避難訓練の煙は危険
- **宿泊行事**：キャンプファイヤーの煙、寝具の上げ下ろしを避ける。薬を持参する
- **運動**：運動誘発ぜんそくで管理が必要な子には、十分なウォーミングアップを。冬期のマラソンなど、症状を誘発しやすい運動は慎重に。体育館のマットは要注意

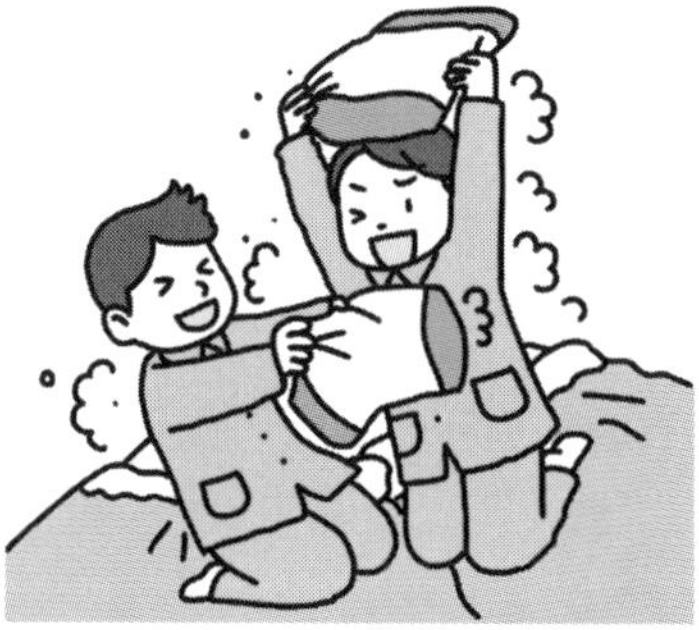

宿泊行事のときには、枕やふとんで遊ばないよう、よく言っておく

家族や本人が注意すること

もっとも多いアレルゲンはダニ。アレルゲンの除去につとめます。
薬は症状が落ち着いていても勝手にやめず、医師の指示にしたがいます。

〈注意の例〉

- **タバコ**：喫煙している家族は、やめる
- **煙**：花火や線香の煙から離れる
- **ペット**：飼わないか屋外で
- **寝具の管理**：ふとんを干して掃除機がけ
- **部屋の掃除**：ふき掃除を先に
- **ぬいぐるみ**：置かないか洗う
- **家電の管理**：エアコン、加湿器の清掃
- **かぜの予防**：かぜは症状を悪化させる要因
- **天候**：湿度、気温の変化などに注意
- **大気汚染**：黄砂やＰＭ2.5があるときは不要な外出を控える
- **薬をきちんと使う**
- **鼻炎に注意**（下記）

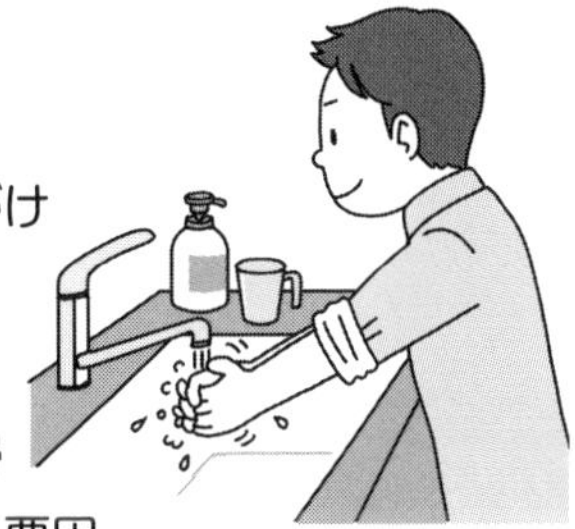

うがい、手洗いの習慣づけを

多くは小児科のうちに治るが

薬をきちんと使い、アレルゲンを除去することで、約半数は小児科に通っている間（一五歳まで）に薬なしの生活が実現します。

しかし、自己判断で薬をやめると、再発の危険性があります。子どもによっては、発作を起こさないよう、年単位で、予防薬を使いつづける必要があります。

幼いうちは親が管理できても、しだいに行動範囲が広がり、目が行き届かなくなります。思春期には、親の管理をいやがるようにも。発作を誘発させるものや行動を避けるなど、徐々に本人が自己管理できるようにしていきましょう。

副鼻腔炎はきちんと治す

副鼻腔炎は、鼻の穴の奥にある副鼻腔に炎症が起こり、膿《うみ》がたまる病気です。慢性の副鼻腔炎がもとになって気管支炎を起こすことがあり、ぜんそくとの関連も注目されています。

実際、ぜんそくの患者さんの多くは副鼻腔になんらかの問題をかかえています。小児では慢性のせきやぜんそくのコントロールが急にできなくなることが、症状としてみられます。

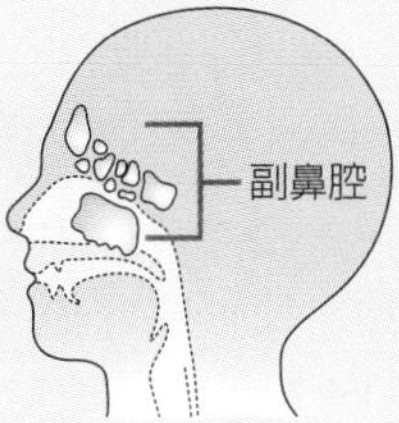

関連する病気

症状が似ている病気、せきが長引く病気

ぜんそくに症状が似ている病気があります。また、ぜんそく以外の病気が原因で、ぜいぜいすることがあります。ぜんそくとの関連が深い病気について知っておきましょう。

細気管支炎

3歳以下の子どもに多い呼吸器感染症です。RSウイルスなどの病原体によって、気管支の末梢《まっしょう》部分に炎症が起こり、気道をふさいでしまうため、息苦しさが起こってきます。治療は入院したうえでおこないます。

乳児期に細気管支炎にかかったあと、ぜんそくを発症しやすくなることがわかっています。治療後も、注意して見守る必要があります。

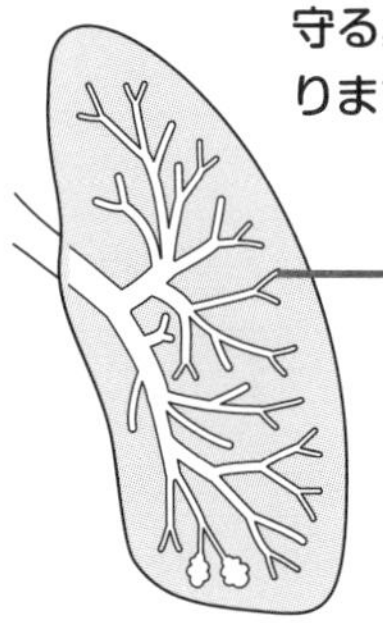

百日咳

予防注射を受けていても、この病気にかかる人は少なくありません。最初はかぜのような症状で、数日のうちに激しいせきが出はじめます。せきはコンコンと続いて、息ができず嘔吐することもあります。とくに乳幼児は無呼吸発作を起こし、命にかかわることもあるので、早めの手当てが必要です。

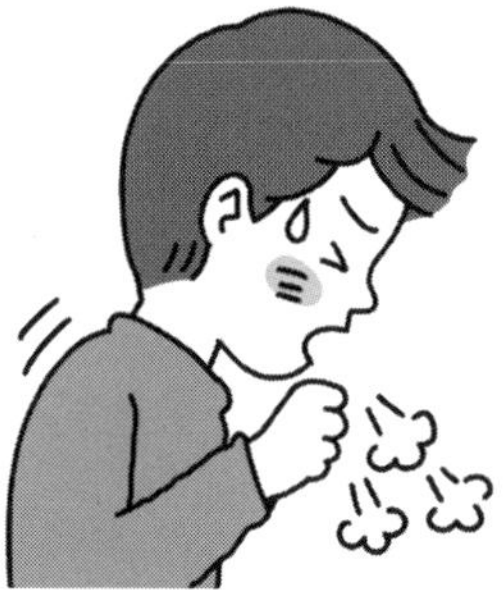

激しいせきが2〜3週間続く

症状は似ていても原因や治療法が違う

低年齢の子は、ぜんそくでなくても、ちょっとしたことでぜいぜいしがちです。ぜいぜい、ひゅーひゅーという喘鳴とともに息苦しくなる発作を何度もくり返していれば明らかにぜんそくですが、ぜんそくかどうか、簡単には診断がつかないこともあります。

ぜんそくとまではいえないけれど、ぜんそくに移行しやすい病気がある一方で、ぜんそくとはまったく原因が異なり、違った治療が必要な病気もあります。ぜんそくと、ほかの病気を合併していることもあります。

いずれにせよ、正しい診断を受けることが必要です。

乳児のぜいぜい

乳児は気道が細いため、かぜをひいただけでも、ぜいぜい、ひゅーひゅーしがちです。副鼻腔炎や気管支炎なども喘鳴が聞かれることがあり、ぜんそくかどうかの見極めは困難です。

受診すると「ぜんそく」と診断され、長期管理薬を処方されることがあります。薬を使ってようすをみますが、一過性のことも。乳児のぜんそくはアレルギーではない（IgE抗体がつくられない）場合も多いのです。ただし、息苦しさは同じですから、早めに受診しましょう。

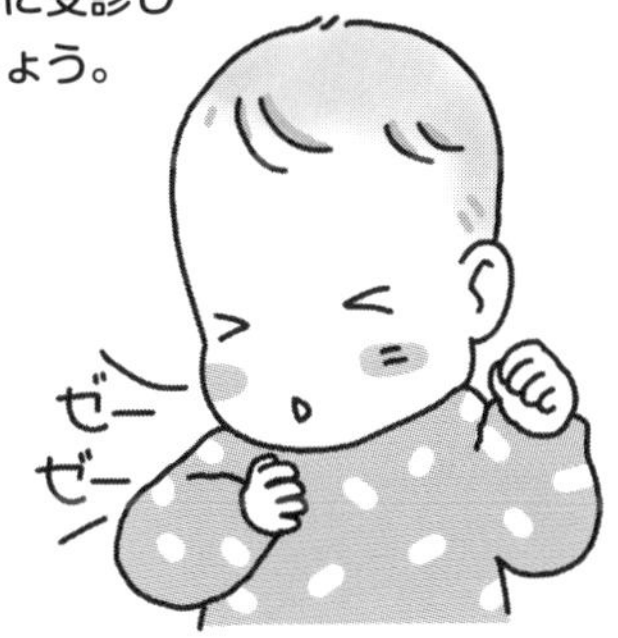

肺結核

せきやたんが続く原因として考えておかねばならないのが結核です。結核菌によって引き起こされる慢性の感染症で、現在では必ずしも死に至る病ではなくなったものの、新たな感染者が年間１万5千～２万人も出ているのが現状です。感染の有無を調べるツベルクリン検査、予防のためのBCG接種はきちんと受けさせておきましょう。

肺炎・気管支炎

ウイルスや細菌などの感染によってのどが炎症を起こし、気管支や肺にまで広がって発症する例が大半です。せき、息苦しさ、発熱などが起こりますが、熱は出ないこともあります。ぜんそくのある子は、発作が起こりやすいので要注意。かぜの症状があるときは、保温、安静、栄養を心がけ、こじらせないように。

数種類の検査でぜんそくを診断する

受診すると、まず問診があります。その後、血液検査など、いくつかの検査を経て、ぜんそくの程度やアレルゲンを調べます。

●気道過敏性検査

どの程度の負荷で発作を起こすか調べます。重度の発作を起こす危険があるので、乳幼児にはおこないません。

●FeNO検査

専用の測定機器で計測します。呼気に含まれる一酸化窒素から、気道の炎症をみます。

●肺機能検査

呼吸機能の状態を調べます。マウスピースをくわえ、思いきり息を吐き出します。結果を「フローボリューム曲線」にして検討します。乳幼児にはできないので、学童期以上の子におこないます。

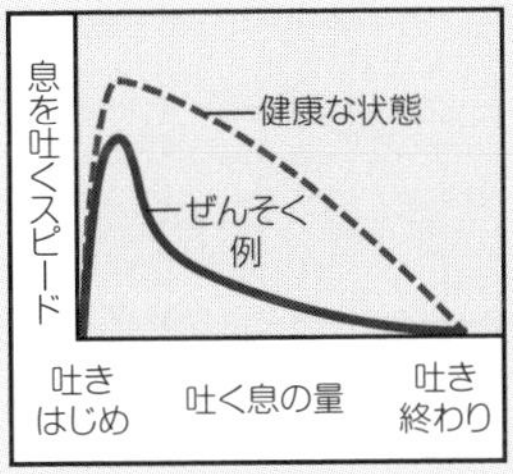

フローボリューム曲線

COLUMN

「ぜんそく日記」「ピークフローメーター」で自己管理

予防にも治療にも役立つ「ぜんそく日記」

毎日の症状などを記録する「ぜんそく日記」は、発作の前兆や原因を知る大切な手がかりになります。発作が起こりやすい状況がわかれば、それを避けるヒントも得られます。

主治医が患者さんのぜんそくの状態を把握し、いまおこなっている治療が十分かどうかを判断するのにも役立ちます。

ぜんそく日記の例

日付		2月3日	2月4日	2月5日	2月6日	2月7日	2月8日	2月9日
天気		雨	雨	はれ	はれ	はれ	はれ	はれ
今の症状	ぜいぜい		○					
	せき		○					
	たん		○					
	くしゃみ							
	鼻みず	○	○					
	鼻づまり							
	発熱							
	息切れ							
	風邪ぎみ							
夜間の睡眠	ほとんど眠れていない							
	あまり眠れていない							
	ほぼ眠れている	○	○	○				
	安眠できている				○	○	○	○
発作時の薬	飲み薬							
	吸入 薬の名前		○	○				
発作のないときの薬	飲み薬							
	吸入 薬の名前	○	○	○	○	○	○	○
	飲み薬							
	吸入							
	吸入 薬の名前				○	○	○	○
	飲み薬							
	貼付 薬の名前	○	○					
備考								

ピークフローメーターで気道の状態をみる

息を吐き出したときの最大の速さをピークフロー値といいます。日記には、ピークフローメーターで測定したピークフロー値も書き込んでおきましょう。気道がふさがっていると息を吐き出すのが困難になるため、この値が低下します。発作の程度や気道の状態を知る客観的な指標になります。

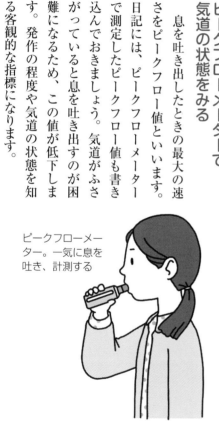

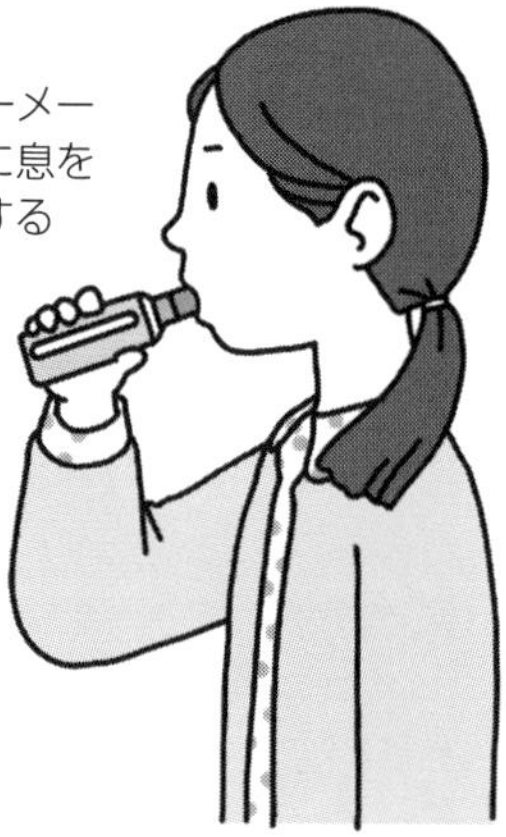

ピークフローメーター。一気に息を吐き、計測する

5

アレルギー性鼻炎

舌下免疫療法で
改善を期待

アトピー性皮膚炎やぜんそくがおさまってきたころ、
鼻の症状が出る子も少なくありません。
花粉かダニか、まず、アレルゲンをつきとめ、
そのうえで対策をたてます。
やはりアレルゲンの除去が大切ですが、
舌下免疫療法がおこなわれるようになり、
根本治療も可能になりました。

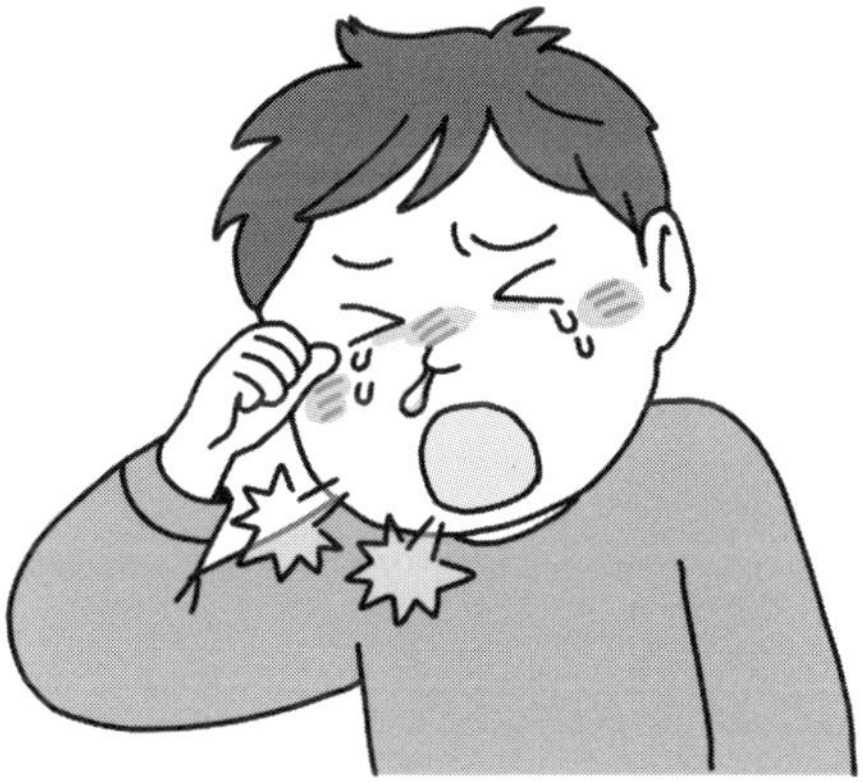

症状

通年性と季節性の症状を比較すると

アレルギー性鼻炎の症状は、鼻水やくしゃみが止まらない、あるいは鼻がつまって苦しいというもの。鼻の粘膜にアレルギー性の炎症が生じているために起こる症状です。

症状から原因がわかる

鼻の粘膜でアレルギー反応が起こると、くしゃみ、鼻水、鼻づまりといった症状が出てきます。これがアレルギー性鼻炎です。

限られた時期だけか、それとも一年中続くか、症状の現れ方によって二つのタイプに分けることができます。季節性のものと通年性のものとでは、アレルギーを引き起こす原因が異なります。

なお、鼻アレルギーということもありますが、これは鼻の奥のほうの副鼻腔などまで含めた鼻に起こるアレルギー疾患をすべて含んでさす言葉。鼻の粘膜に起こる症状をさすアレルギー性鼻炎より、少し広い意味をもっています。

季節性

空気中に飛散する花粉に対するアレルギーで、春先など毎年決まった時期に症状が現れ、一定の期間を過ぎるとおさまります。鼻だけでなく、目にも症状が出ることがあります。季節性のアレルギー性鼻炎を、一般的に「花粉症」といいます。

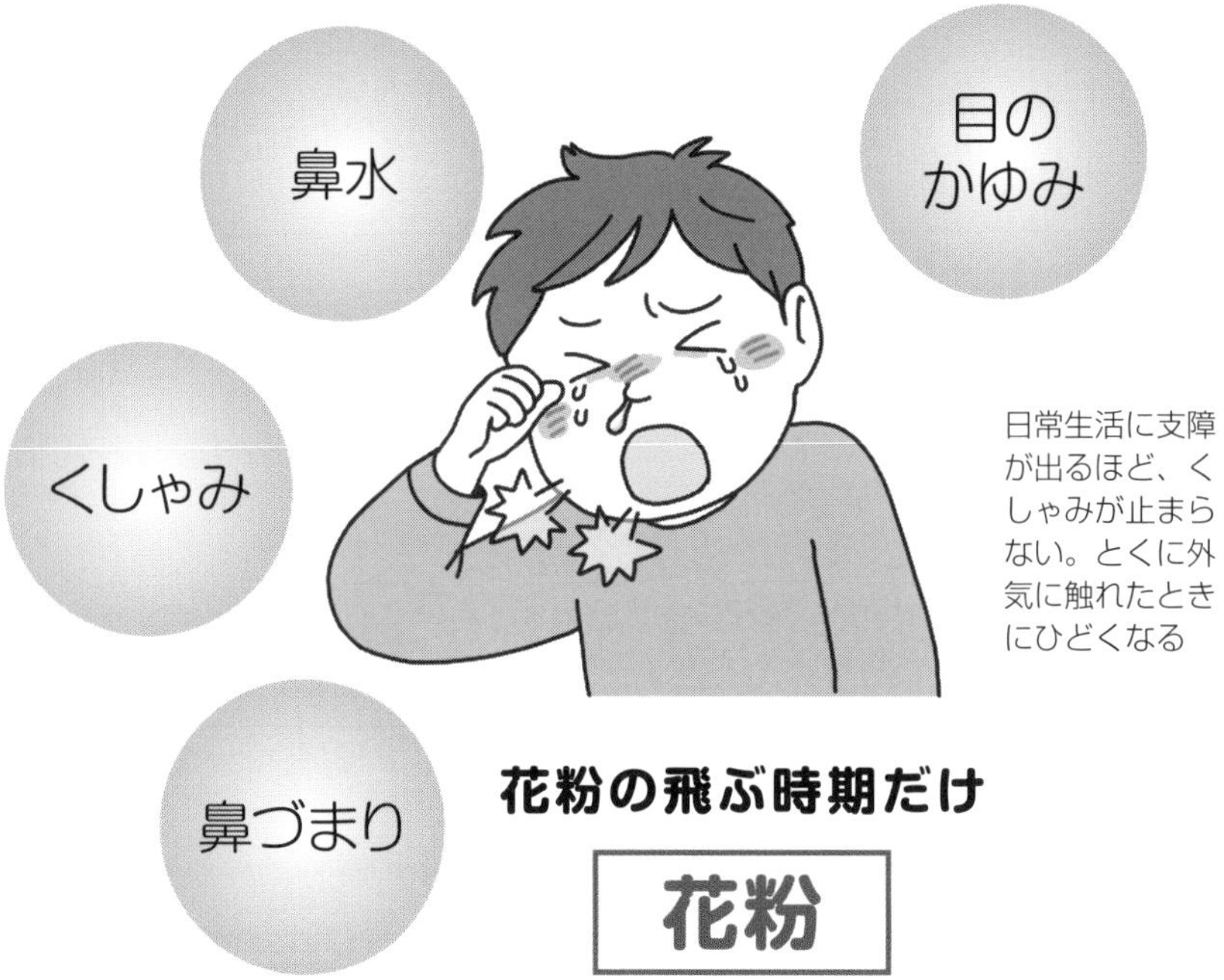
鼻水
目の
かゆみ
くしゃみ
鼻づまり
日常生活に支障が出るほど、くしゃみが止まらない。とくに外気に触れたときにひどくなる
花粉の飛ぶ時期だけ
花粉

通年性

　主にダニに対するアレルギー反応として起こるもので、一年中症状が続きます。ハウスダストがアレルゲンという場合も、ほこりの中に含まれるダニの死骸やフンが主な原因です。

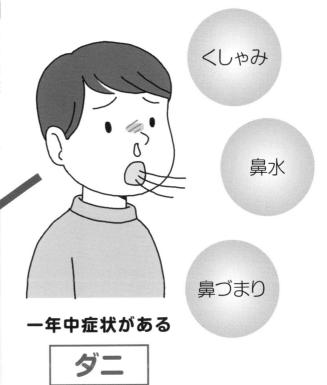

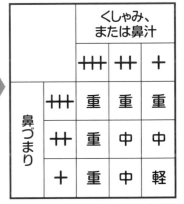

いつも鼻がつまっていて口で呼吸をするしかない。話すのもつらそう

滲出性《しんしゅつせい》中耳炎になりやすい

　鼻炎の悪化で起こりやすい慢性副鼻腔炎があると、耳管、つまり耳からのどに抜ける管にも炎症が及びがち。耳管がつまって水がたまる滲出性中耳炎になり、聞こえが悪くなることがあります。

アレルギー性鼻炎の重症度　症状の程度から重症度をみる

程度	⧻	++	+
くしゃみ（1日平均回数）	20～11	10～6	5～1
鼻汁（1日平均鼻をかむ回数）	20～11	10～6	5～1
鼻づまり	鼻づまりが非常に強く、口呼吸が1日のうちかなりの時間ある	鼻づまりが強く、口呼吸が1日のうちときどきある	口呼吸はないが、鼻づまりがある

		くしゃみ、または鼻汁		
		⧻	++	+
鼻づまり	⧻	重	重	重
	++	重	中	中
	+	重	中	軽

重＝重症、中＝中等症、軽＝軽症

原因

花粉かダニか、アレルゲンを確定する

花粉とダニは、アレルギー性鼻炎の原因としてもっとも多いものです。アレルギー反応を起こすもとになっているアレルゲンがなにかわかれば、対策を立てやすくなります。

花粉カレンダー

アレルゲンになる花粉としてもっとも多いのは春先に飛散量が増えるスギやヒノキですが、ほぼ一年中なんらかの花粉が飛散しています。

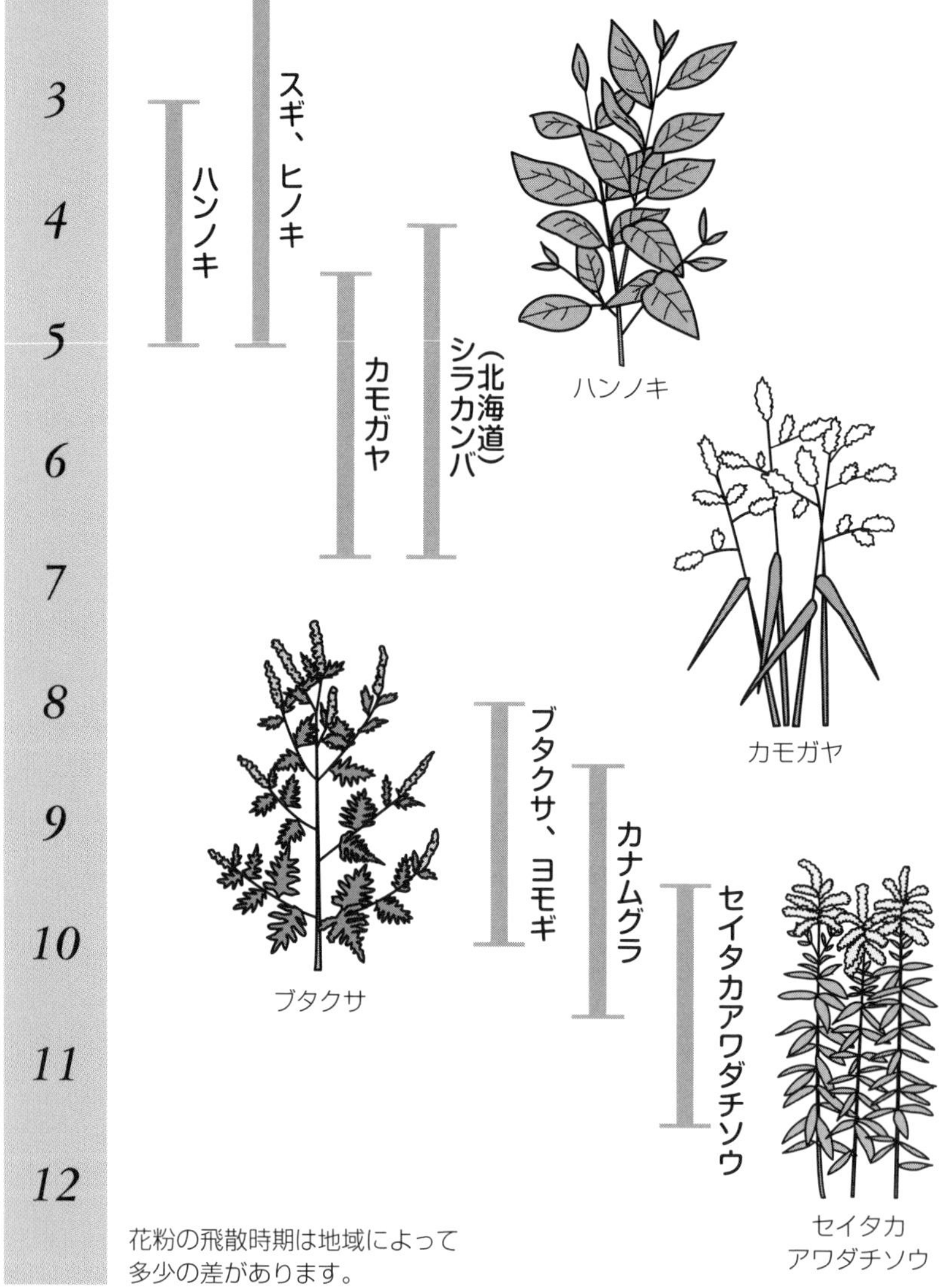

(月)
1
2
3
4
5
6
7
8
9
10
11
12
ハンノキ
スギ、ヒノキ
カモガヤ
シラカンバ(北海道)
ブタクサ、ヨモギ
カナムグラ
セイタカアワダチソウ
ハンノキ
カモガヤ
ブタクサ
セイタカアワダチソウ

花粉の飛散時期は地域によって多少の差があります。

出典:『花粉症環境保健マニュアル2019』より改変

検査のうえ確定する

鼻炎の症状があるからといって、必ずしもアレルギー性鼻炎とはかぎりません。正確な診断は検査をしてからです。

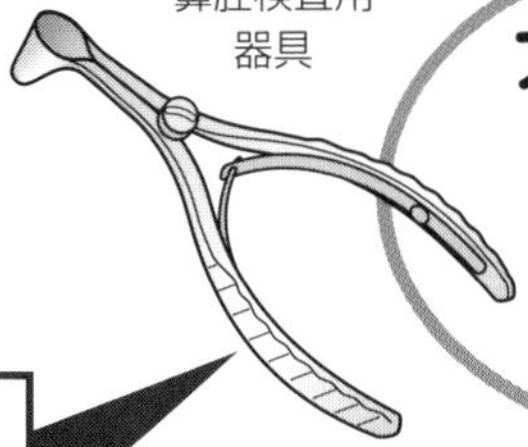

鼻腔検査用器具

問診も重要

どんな症状がいつごろからあるか、症状が出る時期や合併症、アレルギー性の病気はあるか、家族にアレルギー性の病気をもつ人はいるか、などといったことも診断には欠かせない情報です。

アレルギー性かどうかをみる
鼻鏡検査、
副鼻腔X線検査、
血液検査など

↓

アレルギーのもとを確定する
皮膚テスト、
血液検査
など

↓

診断

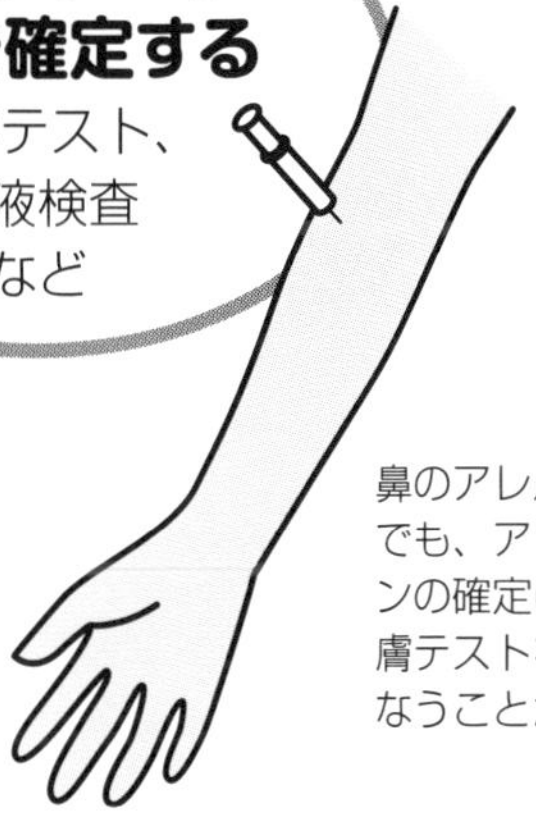

鼻のアレルギーでも、アレルゲンの確定には皮膚テストをおこなうことが多い

アレルギー性鼻炎とまぎらわしい病気

- **かぜ**：ウイルス感染によって鼻の粘膜に炎症が生じている。はじめは、さらさらとした鼻水やくしゃみだが、やがて緑色のドロッとした鼻汁になることが多い
- **扁桃《へんとう》肥《ひ》大《だい》**：のどの奥にある扁桃やアデノイドというリンパ組織の肥大は、子どもではよくみられる。多少はれている程度ならとくに症状はないが、はれが大きくなると慢性的な鼻づまりの原因になることがある
- **副鼻腔炎**：P85参照
- **血管運動性鼻炎**：温度や湿度、天候の変化などが刺激になって鼻炎症状が出るもの。アレルギー性鼻炎があると鼻の粘膜が炎症を起こして敏感になっているため、刺激を受けやすい

なにに弱いのかきちんと知る

おおよその原因は症状の現れ方で見当はつくものの、確定はできません。ダニによるアレルギーや温度変化による症状を花粉症と思い込んでいることもあります。

効果的な対策をとるには、きちんと原因をたしかめます。アレルゲンを徹底的に避けることができれば、症状は改善していきます。

かぜなどの感染症が鼻炎を悪化させていることもあります。感染症の予防・治療も大切です。

治療

薬物療法と免疫療法で根治をめざす

つらい症状は薬を使って治療していきます。症状の出現じたいを抑えるために、そもそもの原因であるアレルゲンへの対策をしっかりおこなっていくことも大切です。

治療法

症状を抑えるために薬を使いながら、アレルゲンの回避につとめるのが一般的です。

アレルゲン回避
（→ P96）

薬物療法

手術

小児にはほとんどおこなわない

免疫療法

免疫療法

根治をめざす治療法です。皮下（注射）と舌下の免疫療法があります。受けやすいのは舌下免疫療法でしょう。ただし、不安定なぜんそくがある子どもは受けられません。

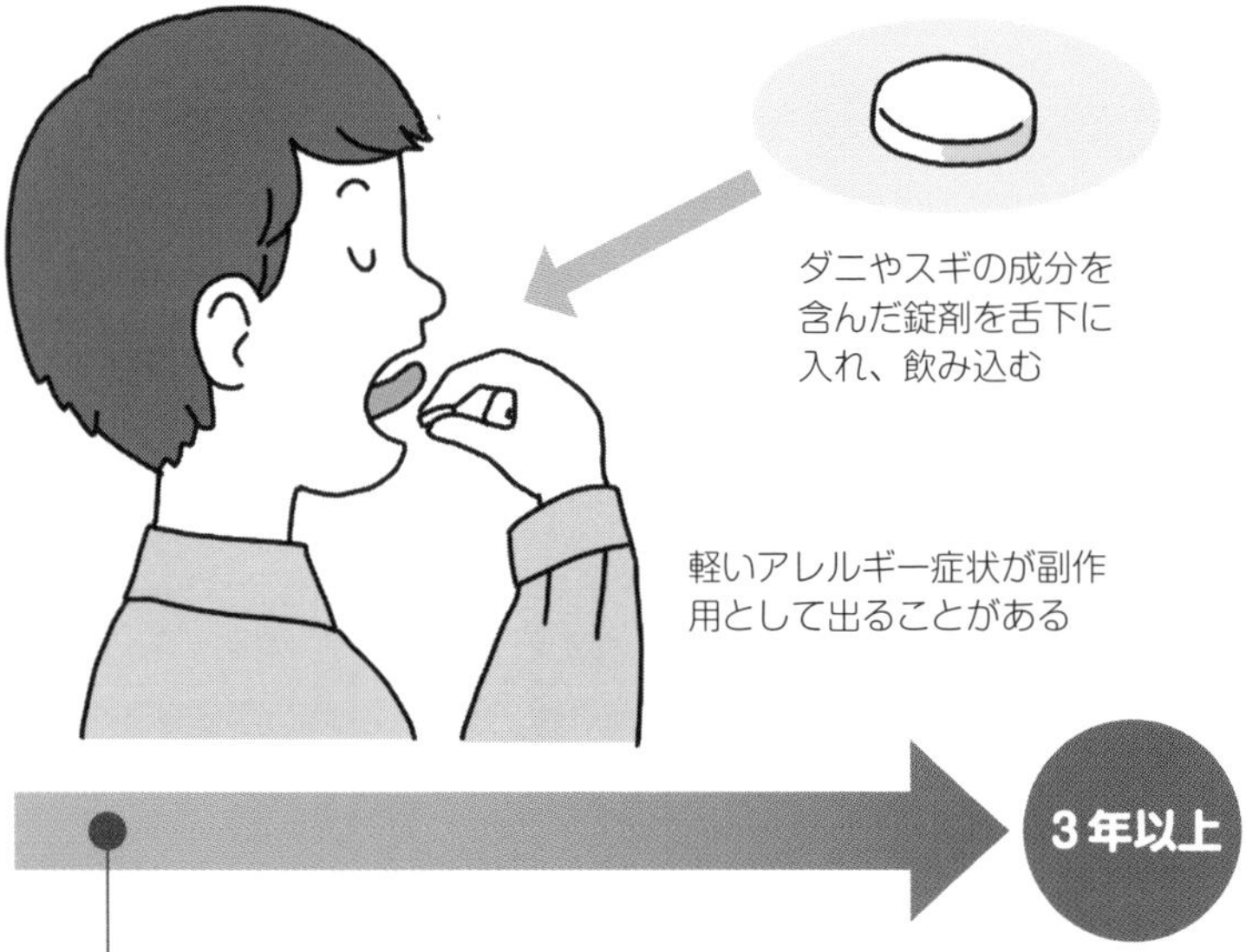
ダニやスギの成分を含んだ錠剤を舌下に入れ、飲み込む
軽いアレルギー症状が副作用として出ることがある
3年以上

初回は医療機関で受け、２回目からは自宅で１日１回服用。３年以上続ける

薬物療法

季節性と通年性それぞれの重症度によって、また、くしゃみと鼻汁が多い型と鼻づまりが主症状の型で、使う薬は違います。

軽症	季節性		①②③④
	通年性		①②④
中等症	季節性	くしゃみ・鼻汁	②④
		鼻づまり	②③④
	通年性	くしゃみ・鼻汁	①②④
		鼻づまり	③④
重症	季節性	くしゃみ・鼻汁	②④
		鼻づまり	②③④短期で①
	通年性	くしゃみ・鼻汁	②④
		鼻づまり	③④

表内の番号は右表の薬の番号。併用する薬、様子をみながら追加する薬もあるが、ここでは一緒に挙げた

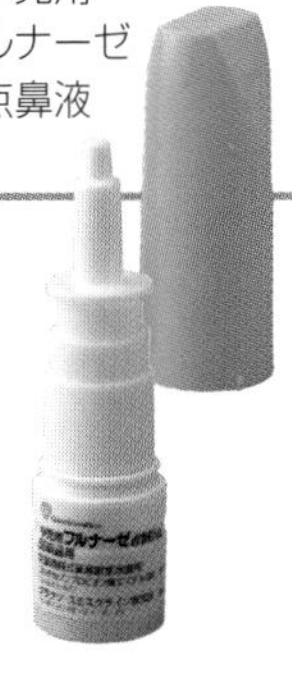

小児用
フルナーゼ
点鼻液

抗アレルギー薬（内服薬）	●ケミカルメディエーター遊離抑制薬① ・リザベン ・ペミラストン ・アレギサール ・ソルファ ●抗ヒスタミン薬（第２世代）② ・ザジテン ・クラリチン ・ゼスラン ・ザイザル ・ニポラジン ・ジルテック ・アレジオン ・エバステル ・アレグラ ・タリオン ・アレロック ●抗ロイコトリエン薬③ ・オノン ・シングレア ・キプレス	点鼻ステロイド薬④	・フルナーゼ ・ナゾネックス ・アラミスト
		生物学的製剤	・ゾレア

飲み薬か点鼻薬を早めに使いはじめる

アレルギー性鼻炎の治療には、飲み薬のほか、鼻に直接噴霧《ふんむ》する点鼻薬もよく使われます。飲み薬のうち、抗ヒスタミン薬の第一世代の薬は、眠気などの副作用が出やすいため、第二世代の薬を使うことが多くなっています。また、小児にも生物学的製剤が使用できるようになりました。免疫療法を受ける人も多くいます。

花粉症では、花粉の飛散前から薬を飲みはじめ、飛散が終わるまで飲みつづけることで症状を抑えられます。通年性にも薬の長期使用が有効です。

市販の点鼻薬は短期間の使用に

市販の点鼻薬には血管を収縮させる作用をもつ薬があります。鼻づまりの解消に有効ですが、使いすぎると悪化させることがあるので、短期間の使用にとどめます。

自己管理

乳児期からアレルゲンを避けるように

アレルギー性鼻炎では、原因となるアレルゲンの除去や回避が、とても重要です。花粉症は患者数が増えています。乳児期から注意しておくほうがいいでしょう。

年齢とともに患者が増える

アレルギー性鼻炎は、年齢とともに患者が増えていきます。とくに花粉症は、患者数の増加と低年齢化が問題になっています。

生後半年以内に大量の花粉をあびると花粉症になりやすいことがわかってきました。保護者は、乳児期から、アレルゲンの回避につとめましょう。

年齢が上がると園や学校での屋外活動などで、アレルゲンとの接触も増えてきます。園や学校と情報を共有するとともに、本人も自己管理できるようにします。

赤ちゃんのころから気をつけよう

家族にアレルギー疾患をもつ人がいなくても花粉症を発症することがあります。スギ花粉の飛散が多い時期には要注意です。

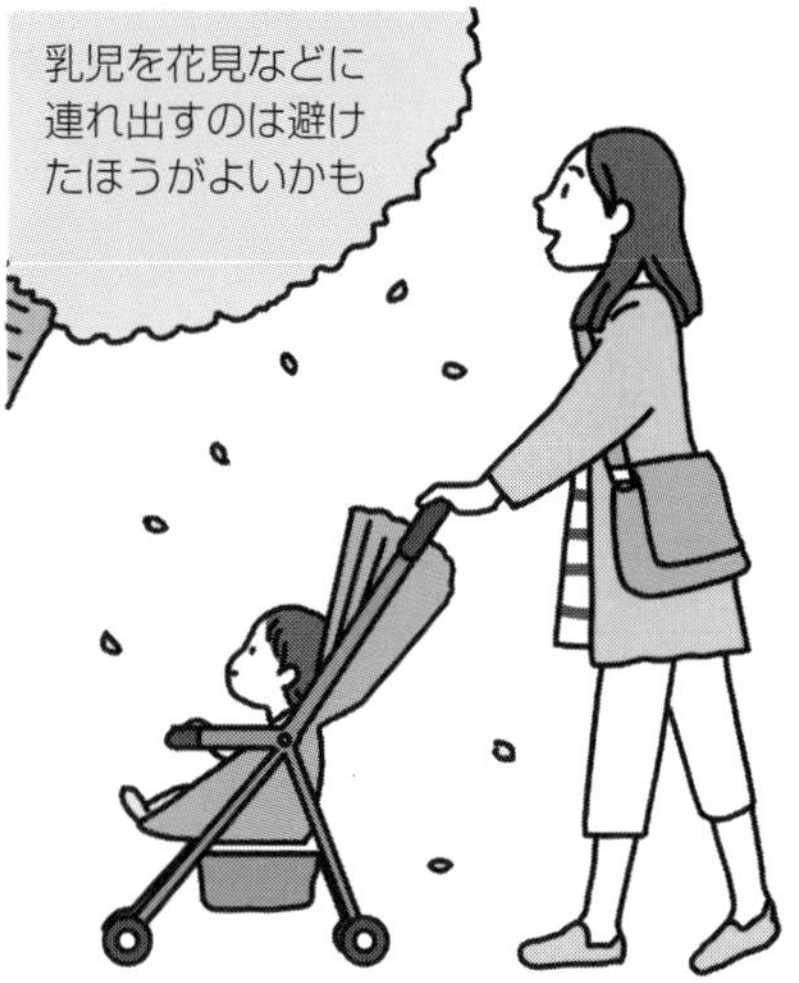
乳児を花見などに連れ出すのは避けたほうがよいかも

舌下免疫療法をしているときは

舌下免疫療法じたいは自宅で続けられますが、薬を投与したあと、二時間程度は激しい運動を避ける必要があります。

通常は朝の服用が多いようですから、登園・登校後すぐの運動はやめさせます。体育の授業がある日は、投与する時間を考慮します。本人も、体育の前に、投与した時間を確認しましょう。

舌下免疫療法をしているときは定期的な通院が必要です。園や学校に支障がでないよう、病院やクリニックと調整しましょう。

また、抗アレルギー薬のなかには、眠くなる副作用をもつものがあります。授業中などに眠くて困る場合には、薬を替えることも含め、主治医に相談します。

ダニを避ける

室内にはダニのすむ場所が点在。とくに寝具はダニの温床で、ハウスダストにも多く含まれています。ダニの死骸やフンもアレルゲンになるので、掃除のしかたや寝具の手入れなどを見直しましょう。

- そうじはふき掃除から
  ➡ほこりを舞い上がらせない
- うがい、手洗いを習慣づける
  ➡外から帰ったら必ずうがいと手洗い
- 寝具の手入れを
  ➡ふとんは干して掃除機がけ
- ぬいぐるみは置かないか洗う
  ➡ぬいぐるみはダニの温床になりやすい
- 毛のある動物に近づかない
  ➡ペットは飼わないか、外で飼ってまめにシャンプーする

そのほかの対策はP28～31や、第4章（ぜんそく）も参考に。

通年性アレルギー性鼻炎の有病率の推移

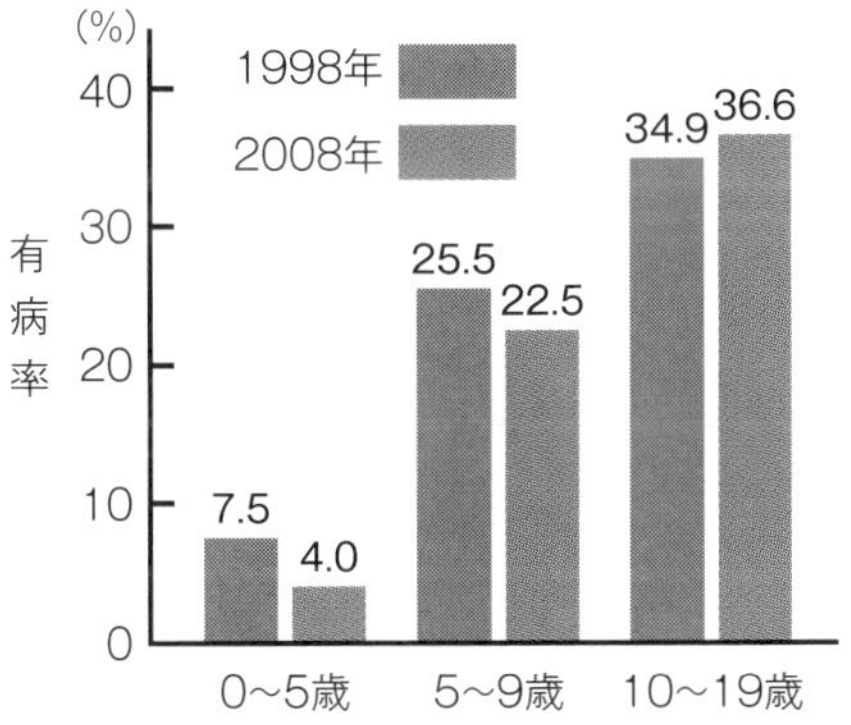

通年性アレルギー性鼻炎は、有病率の変化はあまりみられない。その後、上昇に転じたという報告*1もある

花粉を避ける

花粉の飛散する時期はかぎられているうえ、おおよその飛散量の予測もつくので、対策は立てやすいでしょう。きちんと実行すれば効果てきめんです。

- 花粉が飛ぶ草木に近づかせない
  ➡どの草木か、写真などで教える
- 外出はなるべく控えさせる
  ➡園や学校は例外
- うがい、手洗いを習慣づける
  ➡外から帰ったら必ずうがいと手洗い。感染症の予防にもなる
- 外から帰ったら、衣服をよくはらってから室内に入る
- 洗濯もの、ふとんを外に干さない
- 窓をあけない
  ➡家の中に花粉を持ち込まない
- 帽子やメガネ、マスクをつける
  ➡体に花粉をつけない、吸い込まない

スギ花粉症有病率の推移

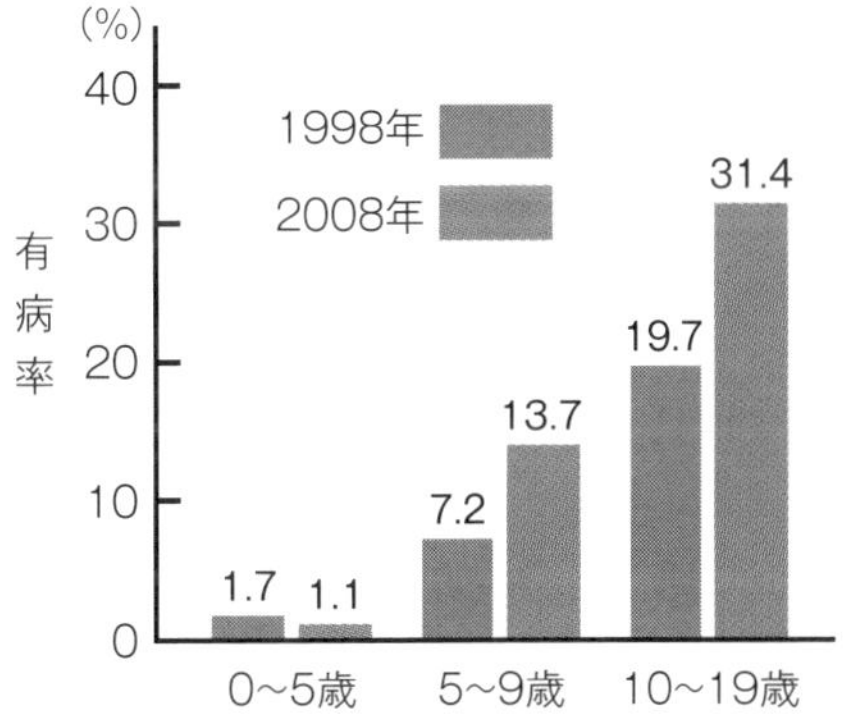

5～9歳の有病率の上昇から、低年齢化の傾向がうかがえる。2016年には0～14歳で有病率40.3%という調査*2がある

出典:『鼻アレルギー診療ガイドライン2016』から
*1:西間三馨ほか「日本小児アレルギー学会誌27,2013」
*2:平成28年度東京都福祉保健局「花粉症患者実態調査」

COLUMN

かゆみなどのアレルギー症状は目にも現れる

ほかのアレルギーと合併することが多い

目のアレルギー症状は、花粉やダニが目の組織に入り込むことで生じます。アレルギー性鼻炎やアトピー性皮膚炎とともに現れることが多く、かゆみを伴います。しかし、かゆみのために目をこすったり、たたいたりするのは厳禁。網膜が傷つき、剥離《はくり》することもあります。子どもは無意識にしていることも。冷やすか目薬で症状を抑えましょう。

●花粉症と合併

花粉が飛散する時期、花粉がアレルゲンとなって目が猛烈にかゆくなり、充血したり、むくんだりすることがあります。

●アトピー性皮膚炎と合併

アトピー性皮膚炎があると、目の中にも炎症が生じやすく、結膜・角膜の炎症や、白内障、緑内障が起きることがあります。網膜剥離を起こすこともあります。

点眼薬で治療

アレルゲンを洗い流すのに最適なのは、涙の成分と同じ人工涙液《るいえき》で防腐剤の入っていないもの。水道水や市販の洗浄液は、かえって目を刺激することがあります。

かゆみの予防には抗アレルギー薬、かゆみを抑えるには抗ヒスタミン薬の点眼薬を使います。症状が強い場合は、ステロイドの点眼薬を使うこともありますが、副作用の危険があるので、定期検診が必要です。

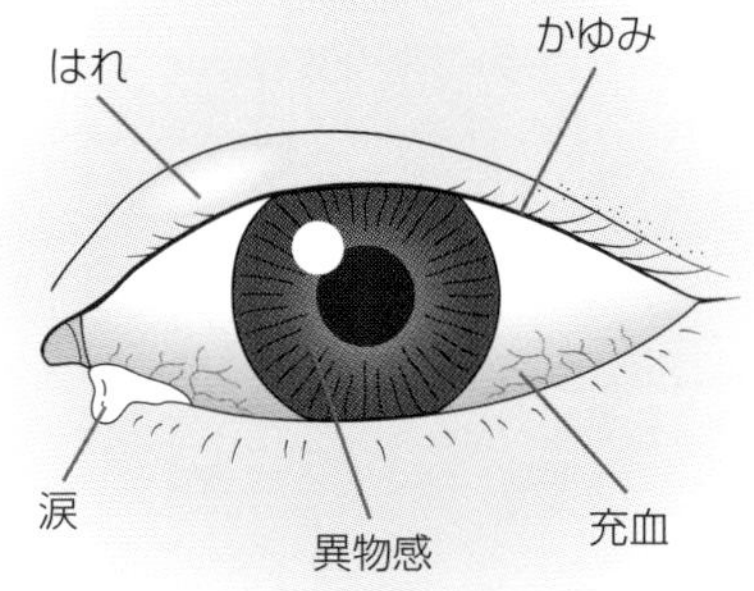

■監修者プロフィール

海老澤元宏（えびさわ・もとひろ）

国立病院機構相模原病院臨床研究センター長。1985年東京慈恵会医科大学医学部卒。米国ジョンス・ホプキンス大学医学部内科臨床免疫学教室留学。'91年東京慈恵会医科大学大学院医学博士号取得。国立小児病院アレルギー科、国立相模原病院小児科、同医長、同臨床研究センター病態総合研究部長、同アレルギー性疾患研究部長を経て、2020年4月より現職。2020年1月より世界アレルギー機構（ＷＡＯ）理事長。専門は小児アレルギー疾患、特に食物アレルギー。主な編著書に『症例を通して学ぶ年代別食物アレルギーのすべて』（南山堂）など。

健康ライブラリー　イラスト版

新版《しんぱん》 子《こ》どものアレルギーのすべてがわかる本《ほん》

2020年12月8日　第1刷発行

監　修　海老澤元宏（えびさわ・もとひろ）

発行者　渡瀬昌彦

発行所　株式会社講談社

東京都文京区音羽二丁目12-21

郵便番号　112-8001

電話番号　編集　03-5395-3560

販売　03-5395-4415

業務　03-5395-3615

印刷所　凸版印刷株式会社

製本所　株式会社若林製本工場

N.D.C.493　98p　21cm

ISBN978-4-06-521783-2

■参考文献

日本医療研究開発機構研究班『食物アレルギーの診療の手引き 2017』

厚生労働科学研究班『食物アレルギーの栄養食事指導の手引き 2017』

日本アレルギー学会『アナフィラキシーガイドライン』

日本小児アレルギー学会『小児気管支喘息治療・管理ガイドライン 2020』

環境再生保全機構『ぜん息悪化予防のための小児アトピー性皮膚炎ハンドブック』

同『おしえて先生！　子どものぜん息ハンドブック』

日本学校保健会『学校のアレルギー疾患に対する取り組みガイドライン 令和元年度改訂』

■写真協力

健栄製薬株式会社、グラクソ・スミスクライン株式会社、株式会社アムコ、マイランＥＰＤ合同会社、村中医療器株式会社、フィリップス・ジャパン

●編集協力

オフィス 201（新保寛子）　柳井亜紀

●カバーデザイン

望月志保（next door design）

●カバーイラスト

長谷川貴子

●本文デザイン

バラスタジオ

●本文イラスト

後藤 繭　千田和幸　渡辺裕子

講談社　健康ライブラリー　イラスト版

食物アレルギーのすべてがわかる本
国立病院機構相模原病院臨床研究センター長
海老澤元宏　監修
血液検査が陽性でも食べられないとは限らない。
正しい食事管理から緊急時の対応法まで徹底解説！
定価　本体1400円（税別）

「ぜんそく」のことがよくわかる本
東邦大学医療センター大橋病院教授
松瀬厚人　監修
治療を中断すると炎症が進み、発作をまねく。
正しい治療の進め方と発作を防ぐ生活のコツを徹底解説。
定価　本体1400円（税別）

ことばの遅れのすべてがわかる本
言語聴覚士
中川信子　監修
ことばの遅れはよくあること。発語がないからって、
心配しないで。あせらず育てる10のコツを紹介します。
定価　本体1400円（税別）

支援・指導のむずかしい子を支える魔法の言葉
特別支援教育ネット代表
小栗正幸　監修
話が通じない、聞く耳をもたない子の心に響く対話術。
暴言・暴力、いじめ、不登校……困った場面も乗り切れる！
定価　本体1400円（税別）

子どもの花粉症・アレルギー性鼻炎を治す本
ながくら耳鼻咽喉科アレルギークリニック院長
永倉仁史　監修
子どもの症状はくしゃみ、鼻水だけではない。大人と違うから
気づきにくい。年代別対応法と根本から治す最新療法がわかる。
定価　本体1300円（税別）

子どものアトピー性皮膚炎正しい治療法
東京逓信病院皮膚科部長
江藤隆史　監修
親がよかれと思ってやることが逆効果に。
子どもにとってベストな治療法がわかる！
定価　本体1300円（税別）

講談社　健康ライブラリー　スペシャル

図解 マインドフルネス瞑想がよくわかる本
関西学院大学文学部総合心理科学科教授
有光興記　監修
悩みがなくなる、ストレスが減る
チャートを見ながら実践できる！
定価　本体1400円（税別）

3歳までの子育てに大切なたった5つのこと
児童精神科医
佐々木正美　監修
たった「5つのこと」を心がけるだけでみるみる変わる！
パパ＆ママ、保育園・幼稚園の先生向けのハッピー子育てレッスン。
定価　本体1400円（税別）